LA NUTRITION AU TCHAD

Alimentation, produits locaux et recettes

Dingamtoudji Maïkoubou

LA NUTRITION AU TCHAD

Alimentation, produits locaux et recettes

L'Harmattan

Du même auteur
chez le même éditeur

Tabous, totems et magie dans la société ngàmbáye au Tchad, 2020.

Dictionnaire bilingue : Ngàmbáye - Français Français- Ngàmbáye, 2019.

Les Ngàmbáyes. Une société de la Savane arborée du Tchad, 2015.

Les noms des personnes chez les Ngàmbáyes du Tchad, 2012.

Sú et Njamgodo - Contes ngàmbáyes du Tchad, 2010.

La femme ngàmbáye (Tchad) dans la société pré-coloniale, 2006.

Proverbes et dicton ngàmbáyes- Tchad, 2004.

5-7, rue de l'Ecole-Polytechnique, 75005 Paris
http://www.editions-harmattan.fr
ISBN : 978-2-343-24858-5
EAN : 9782343248585

Introduction générale

La situation nutritionnelle au Tchad demeure largement dominée par la malnutrition et particulièrement de l'insuffisance de l'énergie, de protéines et surtout en certains minéraux et vitamines. La prévalence de malnutrition aiguë (MAG) dépasse le seuil d'urgence de 15 % fixé par l'Organisation Mondiale de la Santé (l'OMS) dans beaucoup de provinces. En outre, certaines maladies de carences qu'on croyait disparues font leur réapparition dans le pays.

Point de doute, « le développement de ces maladies était de toute évidence favorisé par les carences alimentaires »[1].

Comment résoudre cette récurrence des carences alimentaires dont ses effets sont souvent irréversibles sur les facultés physiques et intellectuelles des populations les plus vulnérables, en particulier les enfants qui restent marqués pour le temps qui leur reste à vivre ?

Les problèmes de nutrition et de malnutrition ont de multiples causes qui sont intimement liées avec le sanitaire, le politique, l'économie, le social et le culturel et ne peuvent pas être combattues séparément sans s'attaquer à ses causes qui font appel aux différents secteurs de développement. Le combat doit être mené avec toute la population concernée dans un dialogue ouvert pour identifier les problèmes de la malnutrition, les analyser et mettre en place un plan efficace pour des solutions adaptées à leur but.

En nous référant au manuel de nutrition de la nutritionniste H. Agbassi Dos-Santos et du Docteur en médecine M. Dumon et aux différents articles sur l'alimentation et la nutrition, publiés en ligne, nous avons écrit le livre que voici afin de le mettre au service de tous les agents qui œuvrent pour la prévention et le traitement de ce mal qu'est la malnutrition.

Ainsi, cet ouvrage de vulgarisation est d'abord destiné aux agents de la santé et aux différents agents de développement travaillant dans les zones rurales chargés de donner des conseils et sensibiliser la population en matière d'alimentation et de nutrition.

1 George Duby, cité d'après le *Dictionnaire Petit Robert*, 2002, p.356.

Il s'adresse ensuite aux mères de famille soucieuses d'exploiter au maximum les potentialités des aliments locaux disponibles dont la méconnaissance de leur valeur nutritionnelle constitue souvent une source d'erreur et mythe conduisant à des pratiques alimentaires inappropriées engendrant la malnutrition et avec le temps les maladies de carences.

Nous espérons que ce livre pourra être de quelque utilité à toute personne qui comprend la nécessité d'une alimentation variée en quantité suffisante et leur utilisation rationnelle pour une alimentation la meilleure possible.

C'est une sorte de guide auquel on doit pouvoir se référer avec profit.

C'est pourquoi, dans un souci d'efficacité, nous avons organisé ce livre en trois parties :

- La connaissance de base sur la nutrition.
- Les recettes classiques des plats et sauces traditionnels. Ce travail nous amènera à valoriser et faire connaître les aliments les plus consommés dans le pays.
- La nouvelle recette. Ce thème nous conduira à mettre en valeur les produits locaux disponibles pour faire la proposition d'amélioration alimentaire.

Nous terminerons notre étude par un index de mots techniques utilisés en cuisine.

Découvrir la solution des problèmes alimentaires n'est pas aisé, parce qu'elle ne se situe pas seulement au niveau des capacités de production, mais également au plan social. En effet, les carences alimentaires s'accentuent au fur et à mesure avec le développement de l'économie de marché qui fait perdre aux villages la force de travail. Elle défavorise le maintien des structures sociales soudées en grande unité pour faire face aux aléas de la production agricole. En effet, les jeunes en âge de travailler quittent la maison familiale pour cultiver pour eux-mêmes les produits vivriers avec lesquels ils constituent une cassette personnelle. D'autres, désireux de gagner rapidement de l'argent en vue de s'acheter les biens de consommation manufacturés, quittent le village natal pour aller faire fortune dans d'autres terroirs.

L'argent ainsi gagné était employé pour se procurer des produits manufacturés. Ces produits, qui ne sauraient servir à plusieurs personnes ont favorisé la dispersion des forces de travail. Ajoutée à cela, l'insécurité qui empêche certaines provinces de cultiver leurs champs.

En un mot, les difficultés à résoudre les problèmes sont considérables, mais ne sont pas insurmontables. Car selon l'expression d'André Gide : "Il n'y a pas de problèmes ; il n'y a que de solutions."[2]

Cet ouvrage est conçu pour être à la fois un outil d'information sur les produits locaux et de travail pour les agents travaillant avec les populations rurales. Loin d'être définitif et figé, nous livrons cette étude aux mères de famille, au grand public et aux agents de développement avec le sincère désir que chaque utilisateur pourra l'adapter au milieu où il se trouve.

C'est ici le lieu pour nous d'exprimer notre gratitude à tous ceux qui nous ont donné des informations fort utiles à la réalisation de ce livre.

---

2 *Dictionnaire Petit Robert*, déjà cité, p. 2448.

Chapitre I - La nutrition au Tchad

1. Besoins nutritionnels

Avant d'aborder les besoins nutritionnels au Tchad, soulignons d'entrée que les premiers chapitres de cet ouvrage sont inspirés du livre de H. Agbessi Dos-Santos et M. Damon, *Manuel de nutrition africaine*, 1987.

La santé d'un être vivant dépend largement des aliments qu'il mange. Il ne viendra à l'idée de personne de demander si on peut vivre sans manger, ni de discuter le bien fondé. Manger est un besoin fondamental et impérieux que l'on doit satisfaire pour mener une vie normale. Si on ne mange pas, on meurt. Il ne viendrait donc pas à l'idée de quelqu'un de sensé d'en discuter le bien-fondé de l'alimentation. Malheureusement des enfants, des femmes, des hommes meurent de faim encore de nos jours dans certaines provinces du Tchad.

Il y a deux besoins impératifs et vitaux pour le maintien de l'homme en vie : les aliments et l'eau. Si on ne mange pas, on meurt. Certes, on n'en meurt pas tout de suite. Nous savons depuis la nuit de temps qu'on résiste mieux à la faim qu'à la soif. Sans boire, on meurt au bout de quelques jours. Pourquoi ? Parce que notre corps contient les deux tiers de son poids en eau et cette eau s'élimine par :

- la transpiration
- la respiration
- les selles
- les urines.

Si on boit pour étancher sa soif, on peut vivre sans prendre d'aliments pendant au moins quarante jours, surtout si on a de stocks de graisses dans l'organisme.

Cependant, lorsqu'on observe avec une attention suivie une personne qui se prive volontairement de toute nourriture ou en est privé, on remarque :

– En premier lieu qu'elle perd très vite ses forces, elle ne peut fournir un effort soutenu, quand il fait froid elle se défend très mal, elle devient timorée, en un mot, elle manque d'audace ; c'est que la nourriture nous fournit donc de l'énergie sous forme de lipides[3] et de glucides[4]. Les lipides sont les graisses, les corps gras, les huiles ; les glucides sont les sucres et les amidons[5].

– En second lieu, si elle continue de ne pas prendre de nourriture, elle maigrit. S'il s'agit d'un enfant sa croissance s'arrête, les os deviennent fragiles, se cassent facilement et ne se ressoudent que très difficilement, et s'il se blesse à ce moment-là, la blessure guérit péniblement. Le corps assure mal sa défense contre les infections ; c'est ainsi que dans les provinces où sévisse la famine, les épidémies y sont catastrophiques. En somme, la santé de l'homme dépend en grande partie de la nourriture dont il prend. Personne n'ignore qu'il faut manger pour vivre. Dans le langage courant, on dit que lorsqu'une personne malade commence à s'alimenter c'est qu'elle est en voie de guérison. C'est dire que les aliments nous apportent des « matériaux de construction » ; il s'agit de protéines[6] que le corps utilise pour la croissance et la réparation de tous ses tissus et pour la fabrication des défenses contre les maladies infectieuses.

– En dernière analyse, il peut arriver qu'on a suffisamment à manger pour ne manquer ni d'énergie ni matériaux de construction et en dépit de ça on est physiquement faible, moins fort, on devient maigre ; on perd son poids ou on tombe malade comme s'il y avait une sous-alimentation.

---

3 *Lipides* : ce sont des matières grasses d'origine animale ou végétale. Les lipides sont d'excellents aliments énergétiques, fournissent à l'organisme une partie de l'énergie qui lui est utile.

4 *Glucides* : sucres naturels ou industriels contenus dans les aliments que nous mangeons. Ils représentent une source énergétique essentielle pour le corps.

5 *Amidons* : les substances qui sont présentes dans les racines, les tubercules, les graines.

6 Les *protéines* sont des éléments constitutifs essentiels des cellules et des tissus vivants. On les trouve dans la viande, les œufs, le poisson et dans certains végétaux (les céréales, les tubercules).

Que se produit-il ?

De la même manière que pour bâtir une maison, il faut de l'énergie, des matériaux de construction ; il en est de même pour se construire, pour travailler, notre organisme a besoin de l'énergie, de matériaux de construction et de certains outils qui sont les vitamines[7], les sels minéraux[8]. Les vitamines sont des substances indispensables au bon fonctionnement de notre corps, qui sont apportées en petites quantités par la nourriture ; les sels minéraux sont constitués de matière inorganique dissoute sous forme de sel dans les liquides de l'organisme. Les principaux sels minéraux présents dans l'organisme sont : le calcium, le fer, le clore, l'iode, etc. Voir les détails plus bas.

Les sels minéraux sont présents en très petites quantités dans notre organisme. Ils sont indispensables à la construction de nos cellules et interviennent aussi dans d'autres fonctions de notre corps. Quand ils manquent, notre organisme est tourmenté ou s'arrête.

En conclusion, pour que notre corps marche et se développe harmonieusement comme une belle architecture, il faut que l'énergie, les matériaux de construction et les outils soient apportés en proportion convenable ; sinon à quoi sert d'avoir beaucoup d'énergie si on manque de matériaux de construction ou d'outils ? Ce déséquilibre peut être aussi néfaste qu'un manque de nourriture.

2. Besoins en énergie

Notre corps a besoin de l'énergie pour faire fonctionner les principaux organes de base qui sont : le cœur, les poumons, le foie, les reins et les autres organes. C'est pourquoi on dit qu'elle est la base même de la vie. Chaque personne a besoin d'une petite quantité d'énergie chaque jour pour vivre et pour travailler. Cette énergie provient de notre

7 Les *vitamines* sont des substances sans valeur énergétique qui se trouvent dans l'alimentation et que l'homme en a besoin pour son corps. Elles doivent être apportées régulièrement et en quantité harmonieuse par l'alimentation.

8 Les *sels minéraux* sont des éléments minéraux dissous sous forme de sel dans l'organisme. Les principaux sels minéraux présents dans le corps sont : le calcium, le sodium, l'iode, le fer... Ce sont des substances indispensables à l'organisme. Pour plus de détails, voir le texte.

alimentation quotidienne qui subit diverses transformations chimiques regroupées sous le terme de métabolisme.

Donc pour vivre, pour être en bonne santé, pour avoir une activité normale, il est nécessaire de recevoir une ration alimentaire fournissant une quantité suffisante d'énergie. Pour ce faire, notre alimentation doit aussi être composée d'aliments variés car les divers matériaux dont notre organisme a besoin se trouvent répartis de façon inégale dans les différents aliments.

Quels sont les aliments énergétiques dont le corps a-t-il besoin ?

Il a besoin de :

1. Les glucides ou sucres

a) La plupart des glucides est apportée par les aliments d'origine végétale dont :

- les céréales et ses dérivés : farine, semoule, etc.
- les racines, les tubercules
- les légumes
- le sucre

Avant d'aller plus loin, il nous faut citer une autre source de glucides absolument nécessaire pour les petits enfants : le lait.

b) Il faut noter que le groupe des glucides comprend différentes substances[9] :

- Divers sucres présents dans les fruits, le lait et les légumes
- Les amidons sont présents dans les graines de céréales (mil, sorgho, maïs), dans les tubercules et les racines (manioc, igname, patate douce, taro).
- La cellulose[10] est composée des milliers de molécules de sucre simple. Elle n'est pas digestible, mais facilite le fonctionnement de l'intestin.

c) Les glucides fournissent à l'organisme de la chaleur et de l'énergie. Ils nous apportent la plus grande partie de calories dont nous avons besoin.

1 gramme de glucide « brûlé » fournit 4 calories.

---

9 *Substances* : ce sont des matières caractérisées par leurs propriétés.

10 *Cellulose* : substance principale composée de milliers de molécules de sucre simple. Elle est non digestive, mais facilite la digestion.

2. Les lipides ou matières grasses

a) Elles sont constituées soit par des matières grasses d'origine végétale (beurre de karité, huile d'arachide auxquels il faut ajouter les graines de sésame, les graines de courge), soit par des matières grasses d'origine animale (matière grasse du lait, graisse d'animaux, huile de poisson). Les matières grasses sont appelées aussi corps gras.

b) Les lipides servent de véhicules à diverses vitamines que l'on réunit sous le nom de vitamines A, D, E, K.

c) Ils fournissent aussi sous un petit volume beaucoup de calories.
1 gramme de lipide « brûlé » fournit 9 calories.

3. Besoins en matériaux de construction, d'entretien et de protection de l'organisme

L'organisme humain est constitué, comme une maison, des matériaux indispensables à la vie. Il s'agit essentiellement des protéines appelées aussi protides, des glucides, des lipides, l'eau, les sels minéraux, les acides nucléides, des vitamines.
Toutes les catégories d'âge d'individu ont besoin de ces matériaux de construction, de réparation.
Le nourrisson qui vient de voir le jour a grandement besoin des matériaux de construction pour prendre du poids régulièrement pour atteindre son poids d'adulte sans l'hombre de variation. L'adulte aussi a besoin de matériaux de construction pour réparer l'usure de l'organisme par le temps, mais également les blessures, les chocs et les maladies qu'il peut subir à un moment de sa vie.
Quant à la femme qui attend un enfant ou nourrit de son lait un bébé, elle a des besoins en matériaux de construction très supérieurs à ceux d'une femme qui n'est pas dans la situation de grossesse ou d'allaitement. Cela se comprend facilement si on n'admet que la femme enceinte ou qui allaite en a besoin en plus pour le fœtus[11] et la

11 *Fœtus ;* enfant dans le ventre de sa mère.

production de lait pour le futur bébé. Ce qui faisait dire dans le langage populaire « qu'une femme enceinte ou qui nourrit un bébé au sein qui s'alimente mange pour deux ».

Ainsi tout être vivant a besoin de matériaux de construction, mais en quantité variable selon les cas individuels, ou selon les circonstances.

Nous allons tenter d'analyser ces matériaux dont notre corps a besoin pour fonctionner en commençant par deux d'entre eux dont le caractère vital ressort avec une évidence particulière dans la vie de l'homme :

- les protéines sont, selon le journal *La nutrition,* les "briques" du corps humain et servent à fabriquer ou à réparer tous nos organes et tissus (la nutrition.fr) ;

- l'eau qui est présente en quantité plus importante (70 à 80 %) dans tous les tissus de notre corps.

Les protéines ou protides

Les protéines sont les matériaux essentiels pour la construction de toutes les cellules vivantes de notre corps. Elles remplissent des fonctions fondamentales dans l'organisme. Constituées par un assemblage complexe de molécules : les acides aminés[12], eux-mêmes formés d'éléments simples : le carbone, l'azote, l'hydrogène, l'oxygène, et suivant le cas, le soufre et le phosphore, les protéines sont :

- « l'élément de base de toutes les cellules vivantes et participent au renouvellement quotidien de tous nos tissus et organes.

- Elles sont impliquées dans l'immunité[13] et exercent les fonctions biologiques d'enzymes, d'hormones, dans le transport de l'oxygène dans l'organisme ou encore la digestion.

Elles constituent par ailleurs l'unique source d'azote pour l'organisme ». (*Anses fr/les protéines*).

---

12 *Acides aminés* : constituants essentiels des protéines.

13 *Immunité :* résistance de l'organisme aux maladies.

Où trouver les protéines ?

On les trouve dans deux sources :

1. Les protéines peuvent venir d'aliment d'origine animale
   - les viandes
   - les poissons
   - les œufs
   - le lait

2. ou d'aliments d'origine végétale
   - les graines de légumineuses
   - l'arachide
   - les céréales

Mais la valeur nutritionnelle de ces aliments n'est pas équivalente. Pour assumer de la meilleure façon qui soit les besoins du corps, il faut diversifier ses ressources en protéines. Car chaque tissu, comme chaque aliment à ses protéines en propre qui ne sont qu'à lui exclusivement. On n'en trouve pas ailleurs.

Quelques exemples des protéines qui existent dans le corps humain et les aliments :

Dans le corps humain

- Cheveux, ongles : kératine
- Muscle : myosine, myo-albumine
- Os ; osséine
- Sang : sérumalbumine, hémoglobine

Dans les aliments

- Lait : lactalbumine, lactoglobuline, caséine
- Légumineuse : légumine
- Œufs : ovalbumine dans le blanc, vitelline dans le jaune.

Les protéines humaines se différencient des protéines des espèces animales ou végétales par la proportion et l'assemblage des différents acides aminés.

Plus les protéines des aliments ressemblent à celles du corps humain, plus on les dit « équilibrées ».

Pour conclure, rappelons que tous les aliments riches en protéines n'ont pas la même puissance. Les nutritionnistes ont été conduits à choisir l'œuf comme un aliment dont les protéines représentent le meilleur équilibre et dont les acides aminés sont totalement utilisés par le corps ; il n'y a pas de facteur limitant. Tout y est.

Outres les acides aminés essentiels dont la lysine et la méthionine, il convient aussi de citer les vitamines A, D, E ainsi que les vitamines B2, B5, B9, B12. L'œuf est par excellence, un aliment indispensable pour la croissance et l'entretien du corps humain. Il est regrettable que, dans certaines provinces du Tchad, l'interdit tabou empêche les jeunes enfants de le consommer.

Ainsi, on détermine la valeur biologique d'une protéine comme l'aptitude de cette protéine à permettre la croissance et la protection du corps ; cette valeur biologique dépend de l'équilibre de ses acides aminés.

Faut-il rappeler que l'organisme ne fait pas de provision de protéines comme il existe des réserves de graisse. Tous les acides aminés qui ne sont pas utilisés par l'organisme sont « brûlés » et fournissent de l'énergie. Au cas où nous ne recevons pas un mélange correct d'acides aminés pour permettre la construction de toutes les cellules, un grand nombre de protéines sont « brûlées » au lieu de servir à la construction et à la réparation des tissus. En admettant que nous n'avons pas assez d'énergie dans notre ration, les protéines de l'organisme sont dans ce cas « brûlées » pour couvrir en priorité les besoins énergétiques ; c'est la cause de l'amaigrissement et de la perte du poids.

Étant donné le manque de données disponibles, il est difficile de définir une limite supérieure de sécurité pour l'apport protéique. Tout ce que nous pouvons dire c'est que les besoins de l'organisme varient avec l'âge, la taille, le poids, le sexe, l'activité, l'état de santé, etc.

Ainsi, l'homme adulte a besoin de 1gramme de protéines par kilogramme de poids corporel et par jour, c'est-à-dire qu'un homme de 70 kg a besoin de 1 g x70=70 g de protéines par jour. Dans le quotidien, il est souhaitable que l'apport alimentaire couvre largement ces besoins et apporte une quantité de protéines supérieure à celle qui vient d'être signalée.

Le petit enfant a des besoins relativement beaucoup plus élevés. Par exemple un bébé de 10 kg a besoin de 30 g de protéines par jour.

L'enfant d'âge scolaire a des besoins en protéines égaux et même supérieurs à ceux d'un adulte.

Les enquêtes dans les provinces ont montré que la population manque rarement de calories. Mais dans toutes les provinces, toutes les catégories d'âges, pour toutes les classes d'activité, l'apport de protéines est nettement insuffisant. La couverture protéique constitue donc le problème nutritionnel le plus important au Tchad et chacun des groupes d'aliments doit être spécialement étudié sur l'apport protéique qu'il représente pour la population. Car une alimentation saine et équilibrée contribue au bien-être et à la santé de tous les jours.

Les conséquences du manque des protéines se font sentir par la fatigue, la baisse de la vue, la déficience du système immunitaire (infection à répétition), la mauvaise résistance aux maladies. C'est un problème de santé publique ; il est donc très important que le pays en prenne la mesure.

4. Les besoins en eau

On a vu dans la présentation des besoins nutritionnels de l'homme qu'il est extrêmement grave de rester plusieurs jours sans boire ; on meurt plus rapidement de soif que de faim.

En effet, l'eau est le principal constituant de notre corps, elle représente 70 à 80 % du poids du corps. Ainsi le poids du corps d'un adulte de 70 kg contient sous diverses formes 49 litres de liquide. Le sang qui circule dans les artères et dans les veines ne représente que 5 litres environ.

I. Il y a plusieurs fonctions de l'eau dans notre corps

a) L'eau est un véhicule et un dissolvant

Si nous avalons un aliment très farineux, très épais, qui étouffe, il nous faut boire de l'eau pour l'entraîner dans l'estomac. L'eau est le constituant majeur du sang. Elle véhicule les nutriments aux cellules, les nourrissant ainsi et évacuant les déchets de notre corps. L'eau est aussi le véhicule de nombreuses substances et éléments tels que les sucres, les toxines, les globules dans le sang.

b) L'eau est un produit de déchets

L'eau résultant de l'oxydation des aliments dans l'organisme produit de l'énergie ; l'eau ainsi régulièrement fabriquée par nos tissus est expirée par nos poumons et éliminée dans l'urine et la transpiration.

c) L'eau est un élément de régulation thermostatique

L'eau est nécessaire au maintien du corps à la bonne température, quel que soit le climat qui pourrait le faire varier, et à l'élimination des déchets solubles par l'urine.

II. Variation des besoins en eau

L'importance des éliminations par la peau et par la respiration varie considérablement selon la température de l'air. Dans les régions à climat sec et chaud, les pertes sont importantes et obligent à boire beaucoup d'eau.

Le travail intensif, les exercices physiques augmentent les besoins en eau. De plus les besoins varient avec l'âge. Chez le nourrisson, l'eau représente 75 % du poids du corps. Ses besoins en eau sont plus élevés et s'il ne boit pas en quantité suffisante, il se déshydrate plus vite que l'adulte. Il en est de même lorsque du fait de la diarrhée importante ou de vomissements abondants, il rejette plus de liquides qu'il n'en boit ; il faut le faire boire.

Signalons qu'il existe d'autres liquides dans notre organisme.

a) Les cellules sont hydratées à un taux variable suivant les organes, les cellules des os par exemple représentent à eux seuls la moitié du poids du corps. Toute modification du taux de liquide entraîne des désordres graves dans le fonctionnement des cellules et parfois leur mort.

b) Il existe aussi des liquides extracellulaires présents dans les espaces libres entre les cellules, ce sont des liquides interstitiels[14].

14 *Liquide interstitiel* : de couleur claire et incolore, le liquide interstitiel remplit l'espace entre les capillaires et les cellules. Il facilite les échanges de nutriments et des déchets entre ceux-ci. Le surplus de liquide interstitiel est drainé par des capillaires lymphatiques où il prend le nom de lymphe et est acheminé vers le cou où il réintégré au sang dans la veine sub-clavière gauche par le canal thoracique (Wikipédia, en ligne).

Les liquides cellulaires et interstitiels n'ont pas la même composition chimique, mais des échanges se produisent à travers les membranes par osmose.

c) Il existe enfin un autre groupe de liquides extracellulaires : ce sont des liquides circulants, le sang et la lymphe.

L'eau de notre corps n'est pas stagnante, elle circule et se renouvelle grâce aux apports quotidiens.

Ces apports sont constitués par :

- L'eau présente dans tous les aliments pour moitié au moins
- L'eau et les diverses boissons.

5. Les besoins en vitamines et en sels minéraux

A. Les besoins en vitamines

L'action des vitamines dans l'organisme.

Vitamine : mot magique du monde d'aujourd'hui. On le trouve sur des médicaments, des fortifiants, des produits de beauté. Nombre des personnes parlent de ce mot sans donner son terme exact. Nous allons tenter de comprendre le sens de ce vocable.

Que sont les vitamines ?

Les vitamines sont des substances animales et végétales indispensables à l'organisme pour le maintien d'un bon état de santé ; elles assurent et règlent les fonctionnements de la nutrition.

Nos besoins quotidiens sont extrêmement faibles, de l'ordre du centigramme, du milligramme, parfois même d'une fraction de milligramme. Quand une vitamine n'est pas fournie en quantité suffisante on voit apparaître de troubles caractéristiques. Ces troubles peuvent devenir fort graves, mais ils régressent rapidement si l'on donne au malade des aliments riches en vitamines qui font défaut ou si l'on administre une dose suffisante de cette vitamine.

Il existe un très grand nombre de vitamines. Pour les distinguer on a utilisé les lettres de l'alphabet : A, B, C, D, etc. Mais les choses se compliquent par la suite : actuellement on distingue plusieurs vitamines B ; pour les différencier on leur attribue un numéro, les plus connues de ce groupe sont les vitamines B1, B2, B12.

On peut dire en simplifiant que les vitamines ont pour fonction de faciliter, de déclencher et de contrôler certaines réactions chimiques particulières dans l'organisme.

Chaque vitamine a un ou plusieurs rôles bien déterminés, elle ne peut être remplacée par une autre, leur spécificité d'action est très précise. Ainsi les vitamines ont un rôle très important :

- dans la croissance, vitamine A
- dans l'utilisation des aliments, en particulier les vitamines du groupe B
- dans l'organisation de certains tissus de l'organisme et dans la résistance aux infections, vitamine C principalement
- dans l'ossification du squelette, vitamine D
- dans la production du globule rouge, certaines vitamines du groupe B surtout
- dans la coagulation du sang, vitamine K.

Les unes sont solubles dans l'eau, les autres dans les graisses.

Solubles dans l'eau : Ce sont les vitamines C, B1, B2...

Solubles dans les graisses : les vitamines A, D, E...

Les principales vitamines, leur rôle dans l'organisme

- *Vitamine C ou acide ascorbique*

Sources : La vitamine C est réputée par excellence la vitamine des crudités. Elle se trouve dans les végétaux

Les sources les plus importantes sont : le citron, la tomate, la goyave, l'orange, l'ananas, etc.

Caractéristiques : La vitamine C se dissout dans l'eau si la consommation ne suit pas rapidement la cueillette.

La cuisson détruit en partie la vitamine C.

Fonctions : La vitamine C :

- active de nombreuses réactions biologiques

- intervient dans la formation de divers tissus de l'organisme
- stimule la production des globules rouges
- joue un rôle important dans la résistance aux infections et aux intoxications.

Soulignons que les enfants qui manquent de vitamine C sont plus sensibles que les autres à la rougeole, aux bronchites, aux grippes, aux rhumes ; etc.

- agit sur le fonctionnement de certaines glandes
- contribue à la solidité des parois vasculaires
- empêche dans une certaine mesure l'apparition des symptômes de carence en autres vitamines.

Carence : La carence sévère en vitamine C entraîne le *scorbut*[15] caractérisé par des hémorragies au niveau des gencives, lenteur de la cicatrisation des blessures.

- Vitamine du groupe B

Vitamine B1 ou thiamine

Sources : Cette vitamine est présente dans de très nombreux aliments : elle existe en particulier dans les graines de céréales près de l'enveloppe. Le foie des animaux, la viande, les légumes verts en contiennent des quantités intéressantes.

Fonctions : La vitamine B1 joue un rôle essentiel dans l'utilisation des glucides. Elle contribue à débarrasser des déchets toxiques produits dans les muscles par la combustion des glucides. Elle contribue aussi à l'équilibre nerveux. La quantité de vitamine B1 nécessaire dépend donc de la richesse de l'alimentation en glucides. Or, au Tchad, l'alimentation est essentiellement composée de glucides (céréales, tubercules, racines, complétés par les légumes) d'où l'importance d'un apport suffisant en vitamines B1.

Si nous manquons de vitamine B1, les muscles restent encombrés des déchets.

---

15 *Scorbut* : maladie due à l'insuffisance de vitamine C dans l'alimentation, et se caractérise par des hémorragies au niveau des gencives, l'amaigrissement et une fatigue généralisée.

Carence : La carence de la vitamine B1 entraîne le *béribéri*[16] qui se traduit par une atteinte mentale, des paralysies, des convulsions et peut mener à la mort.

Le béribéri, qui est une maladie des populations grosses mangeuses de riz blanchi, est rare au Tchad.

Vitamine B2

Sources : La vitamine B2 est largement répandue dans de nombreux aliments, en particulier le lait, certains légumes, la viande, etc.

Fonction : La vitamine B2 contribue à assurer l'équilibre nutritif. Facteur d'appétit, elle contribue à la croissance.

Carence : Sa carence provoque la constipation, la dénutrition, le béribéri.

Vitamine B12

Sources : Le foie des mammifères et le foie des poissons en sont très riches.

Fonction : La vitamine B12 est anti-anémique et elle facilite la croissance des sujets très jeunes.

- Vitamine A

Sources : La vitamine A se trouve dans le foie, les poissons gras et spécialement dans le foie de poissons. On la trouve aussi dans les parties colorées des légumes et des fruits.

Caractéristique : La vitamine A est soluble dans les graisses et les huiles.

---

16 *Béribéri :* maladie qu'on rencontre chez les populations qui se nourrissent exclusivement de riz blanchi. Elle se traduit par une atteinte des nerfs, paralysies, convulsions et peut mener à la mort.

Fonctions : La vitamine A contribue à la résistance aux infections, aide à la croissance (important chez l'enfant et l'adolescent, ainsi que chez la femme enceinte pour le développement du fœtus). Elle entretient la vue en bon état.

Carence : Sa carence provoque l'arrêt de la croissance et les troubles visuels pouvant aller jusqu'à la cécité (rendre aveugle).

- Vitamine D ou vitamine antirachitique

Sources : Les huiles de foie de poisson sont très riches en vitamine D, le jaune de l'œuf et bien d'autres aliments en contiennent aussi. Mais la principale source de vitamine D est une graisse qui existe sous notre peau et qui se transforme en vitamine D sous l'action des rayons du soleil. C'est pour cette raison que le rachitisme[17] est rare au Tchad.

Fonctions : La vitamine D favorise l'absorption du calcium par l'intestin et la fixation du calcium sur le squelette. De plus elle régularise l'équilibre phosphore-calcium. Par conséquent elle est indispensable au cours de la croissance du squelette pour assurer une bonne ossification et prévenir le rachitisme.

Carence : La carence en vitamine D provoque le rachitisme qui se caractérise par un retard de la fontanelle[18], un retard d'apparition des dents.

- Vitamine E ou tocophérol

Sources : Les aliments les plus riches en vitamine E sont les huiles, les fruits secs oléagineux, les fruits, les légumes, les poissons et les œufs.

Fonctions : Anti-stérile, elle contribue et aide à la reproduction ainsi qu'à l'équilibre nerveux et musculaire.

---

17 *Rachitisme :* maladie de la période de croissance qui se manifeste par un ramollissement et à des déformations variables du squelette.

18 *Fontanelle* : espaces mous sur la tête du nourrisson qui ne s'ossifient que progressivement au cours de la croissance.

Carence : Sa carence provoque la stérilité.

- Vitamine K

Sources : On la trouve dans les légumes verts et les feuilles vertes.

Fonction : Elle est indispensable à la coagulation du sang.

- Vitamine PP ou Vitamine B3 ou niacine

Sources : La source la plus importante est l'arachide. Il faut citer aussi le gibier, la volaille, le poisson et le gombo sec.

Fonction : Sa fonction est très proche de la vitamine B2. Elle intervient dans l'utilisation des glucides et des protéines par notre organisme. Elle est nécessaire à la prévention de la pellagre[19] qui se traduit par une atteinte à la peau et du système nerveux.

Carence : Sa carence provoque la pellagre, maladie rare au Tchad parce qu'elle est le résultat de la consommation de maïs sans autres aliments complémentaires.

En résumé, pour éviter toute carence en vitamine, il est nécessaire d'avoir une alimentation variée, chaque aliment contribuant à l'apport des vitamines.

B. Les besoins en sels minéraux

Les sels minéraux sont présents dans nos cellules en quantité variable suivant les tissus, et dans les liquides de notre organisme sous forme de sels dissous. Ils sont indispensables à la constitution des cellules et interviennent aussi dans beaucoup d'autres fonctions.

Les sels minéraux sont nombreux aussi nous ne parlerons ici que les principaux éléments minéraux nécessaires à notre organisme et qui risquent de manquer dans nos aliments.

19 *Pellagre* : maladie des populations grosses consommatrices de maïs. Elle se caractérise par une perte de poids, le dessèchement ; ensuite surviennent les diarrhées et pour finir des troubles mentaux.

Le chlore et le sodium

Les divers aliments que nous consommons contiennent de petites quantités de chlore et de sodium, environ 2 à 3 g par jour, mais nous ajoutons du sel, cette denrée qui est non seulement un condiment mais un élément indispensable de l'alimentation, à nos aliments à la dose d'environ 8 à 10 g par jour. Or, une consommation de 4 g de sel suffit à combler les besoins d'un adulte. Le sel est un aliment dont le nom scientifique est *chlore de sodium* : il est composé de 60 % de chlorure et de 40 % de sodium.

Le chlore et le sodium contribuent au maintien de l'équilibre osmotique des différents liquides de l'organisme. Toute rupture de cet équilibre entrave la pénétration des substances nutritives apportées par le sang à l'intérieur des cellules ou à l'évacuation des déchets de la cellule vers le milieu intérieur, et risque de modifier le taux d'hydratation du contenu cellulaire.

Les quantités de chlore et de sodium sont contrôlées par une série de mécanismes régulateurs extrêmement sensibles. La constance de la teneur en sang de ces deux éléments est assurée par le rein qui, en fonction des besoins, élimine ou réabsorbe le chlore et le sodium ; l'élimination se fait par l'urine et par la sueur. Parfois la quantité éliminée par transpiration devient très importante ; il faut alors non seulement boire de l'eau pour étancher sa soif, mais consommer du sel et des aliments salés pour compenser la perte de chlore et de sodium.

Le calcium et le phosphore

La quantité de *calcium* contenue dans le corps d'un adulte moyen est estimée à 1-1,50 kg environ dont la plus grande partie (99 %) se trouve dans les os et les dents assurant leur solidité. La combinaison *calcium-phosphore* sous forme de phosphate de calcium constitue une substance dure qui donne au squelette sa solidité et sa rigidité.

Nous examinerons donc ensemble le phosphore et le calcium, cependant le phosphore est toujours largement apporté dans l'alimentation.
Au niveau de l'intestin grêle, l'absorption de calcium se fait par la vitamine D dont nous avons parlé plus haut.

Les besoins en calcium sont d'environ 1 g par jour pour un adulte. L'enfant en période de croissance, la femme enceinte ou qui allaite ont des besoins beaucoup plus élevés : 1,5 g par jour environ.

Les principales sources de calcium en alimentation sont le poisson séché, les haricots secs, le manioc, le gombo et les feuilles, en particulier les feuilles de manioc.

L'organisme d'un adulte contient environ 650 g de *phosphore* soit environ 1 % du poids du corps. Le squelette en retient 87 %, le reste se trouve réparti dans les tissus et le sang.

La vie cellulaire dépend pour une large part de phosphore et la combustion de certains corps est conditionnée par sa présence.

Le phosphore est une substance minérale très largement répandue dans les aliments, en particulier dans l'œuf, le poisson, la viande, l'arachide et les céréales ; elle manque donc rarement. Le besoin quotidien est d'environ 650 mg.

Soulignons que les maladies ou malformations dues essentiellement à une carence alimentaire en calcium sont rares. Le r*achitisme*[20] chez l'enfant et l'*ostéomalacie*[21] chez l'adulte proviennent le plus souvent d'une carence en vitamine D qui entraîne un défaut d'assimilation du calcium.

L'iode

L'iode est capté et utilisé par la glande thyroïde pour synthétiser l'hormone qu'elle doit produire.

L'organisme d'un adulte moyen renferme environ 20 à 50 mg d'iode dont 8 mg à peu près se trouvent dans la glande thyroïde.

L'iode est indispensable au bon fonctionnement de la glande thyroïde. Son absence provoque le *goitre*[22] *endémique* ou déformation du cou par augmentation du volume de la glande thyroïde.

---

20 *Rachitisme* : voir note 17.

21 *Ostéomalacie* : décalcification du squelette chez l'adulte. Elle est responsable de douleur et de fractures spontanées.

22 *Goitre* : gonflement anormal de la partie antérieure du cou. Il apparaît surtout chez les femmes, de la puberté à la ménopause. Il faut savoir que lorsqu'une femme enceinte présente un goitre dû à une carence en iode, elle risque de

Sources : Les plus importantes sources de fer dans l'alimentation sont : le fonio, les haricots secs, le manioc pilé, la pâte d'arachide et certains condiments comme le gombo sec.

Rôles : Le fer a un rôle essentiel dans l'organisme, bien qu'on estime à 12 mg les besoins quotidiens de l'adulte.

L'organisme d'une personne en bonne santé contient 4 à 5 g de fer. Le corps ne l'élimine que lors des blessures, règles, accouchements, opérations chirurgicales, parasitoses entraînant des pertes de sang (amibiase, anguillule, bilharziose...).

Le fer entre dans la constitution de l'hémoglobine de globules rouges du sang, c'est cette hémoglobine qui assure le transport de l'oxygène des poumons jusqu'aux cellules de l'organisme.

Au cours des derniers mois précédant l'accouchement, le foie du bébé fait une réserve de fer ; c'est pourquoi pendant cette période la future maman a donc besoin d'aliments riches en fer. Les jumeaux et les prématurés ont une provision de fer diminué.

Carence : Si le corps manque de fer, l'hémoglobine est en quantité insuffisante, le sang est moins rouge et l'on est victime de l'*anémie*[23].

Le soufre, le zinc, le cobalt, le fluor se trouvent dans l'organisme en quantité infime, mais leur rôle est néanmoins important.

---

donner naissance à un enfant mentalement attardé. Pour prévenir le goitre endémique, il suffit de consommer le sel iodé ou du sel marin.

23 *Anémie :* diminution du nombre ou de la qualité de globules rouges dans le sang, dont les conséquences sont la pâleur des conjonctives, la fatigue et l'essoufflement.

Tableau : 1

Besoins nutritionnels quotidiens

	Poids kg	Calories kcal/j	Protéines g/j	Calcium mg/j	Fer mg/j	Vit. À mg/j	Vit. B1 mg/j	Vit. B2 mg/j	Vit. PP mg/j	Vit. C mg/j
Enfant :										
0 à 1 an		110/kg	3,5/kg	600	6	1500	0,4	0,6	4	30
1 à 3 ans	12	1100/kg	40	500	7	2000	0,6	1	6	35
4 à 6 ans	18	1500/kg	50	500	8	2500	0,8	1,2	8	50
7 à 9 ans	26	1900	60	500	10	3500	1	1,5	10	60
Garçon										
10 à 12 ans	35	2500	70	700	12	4500	1,2	1,8	12	75
13 à 15 ans	55	2500	85	700	15	5000	1,5	2	15	90
16 à 19 ans	64	3000	100	600	15	5000	1,7	2,5	17	100
Fille										
10 à 12 ans	35	2400	75	700	12	4500	1,2	1,8	12	75
13 à 15 ans	49	2500	80	700	15	5000	1	2	15	80
16 à 19 ans	54	2300	75	600	15	5000	1,2	1,8	12	80
Homme sédentaire	65	2300	70	500	12	5000	1,2	1,8	12	75
Homme actif		2800	70	500	12	5000	1,5	1,8	15	75

H. très actif		3200	70	500	12	5000	1,8	1,8	18	75
Femme moder.active		2300	70	500	12	5000	1,2	1,5	12	70
F. enceinte	55	2500	80	1200	15	6000	1,5	2,5	15	100
F. allaitante		3000	100	1200	15	7000	1,5	3	15	150
Vieillard 60 ans et plus		2100	65	500	12	5000	1,2	1,5	12	70

Source : F.A.O, 1974

Chapitre II – Les aliments

Introduction

Nous avons vu plus haut que les besoins de l'organisme sont de trois ordres :

- Besoins énergétiques
- Besoins de matériaux de construction
- Besoins en outils régulateurs et protecteurs

Ces besoins sont remplis par les aliments. Si certains aliments ont une composition simple, le sucre par exemple n'est que glucide, la plupart contiennent à la fois des glucides, des lipides, des protéines, des vitamines et des sels minéraux. Il est donc utile de classer les aliments en groupes d'après leur caractère dominant pour situer la place de chacun d'eux dans l'équilibre alimentaire. Pour ce faire, on classe les aliments en trois grands groupes :

- les aliments riches en glucides et lipides qui fournissent l'énergie ;
- les aliments riches en protéines qui sont les matériaux de construction ;
- les aliments riches en vitamines et en sels minéraux qui sont protecteurs.

Selon l'usage, les groupes d'aliments sont classés en fonction du nutriment le plus important. Nous suivrons donc ces classements.

GROUPE I

LES ALIMENTS RICHES EN GLUCIDES ET LIPIDES

I. LES ALIMENTS RICHES EN GLUCIDES.

Les glucides fournissent la grande quantité de glucides dans une ration. Ils donnent à l'organisme son combustible : le glucose, d'où le nom glucide.

Ils forment l'aliment de base qui varie selon les genres alimentaires : mil, riz, maïs, manioc, taro, etc.

1. Classement des aliments riches en glucides

On classe les aliments riches en glucides selon leur digestibilité ; ainsi on a :

- Les glucides très faciles à digérer ou même assimilables immédiatement qui sont :
  - Les sucres de fruits (glucose, fructose)
  - Le miel (glucose)
  - le sucre de canne (saccharose)

- Les amidons très faciles à digérer qui sont contenus dans :
  - Les graines
  - Les tubercules

- Les celluloses qui ne sont pas faciles à digérer, mais qui aident la progression des aliments dans le long du tube digestif.

2. Les aliments riches en sucre

La consommation des aliments riches en sucre est très forte dans le pays et il convient de s'en inquiéter. En effet, depuis quelques années on assiste à une forte consommation de boissons sucrées, de bonbons, non seulement dans les villes, mais également dans les campagnes. Certains ruraux s'endettent en achetant du sucre en hypothéquant leur récolte.

D'où vient cet engouement pour la sucrerie ?

Selon le journal *Marchés Tropicaux et Méditerranées*, dans son numéro spécial Tchad, cité par Mbai-yelmia N. Ndjerassem, 2005, p 434, « cet engouement [pour le sucre] s'explique par l'importance du sucre dans la nutrition, un phénomène lié en particulier au poids de la culture musulmane et aux habitudes alimentaires (forte consommation de thé, sucreries, etc. ». Cette consommation excessive de sucre est à déconseiller fortement parce qu'elle peut provoquer de diabète sucré.

3. Examen des aliments riches en amidon

Ce groupe d'aliments fera l'objet d'un examen approfondi dans toutes ses particularités parce qu'il forme l'essence de l'alimentation de base au Tchad.

Tableau : 2

Estimation des productions annuelles des principaux aliments de base (en tonne)

(Source : DSA : 2019/2020)

Hab. en millions	Mil	Sorgho	Maïs	Riz	Berbéré	Blé
16244513	704826	946250	437588	274930	602378	1898

Les céréales

Au Tchad, le régime alimentaire est essentiellement basé sur les céréales. Les principales céréales consommées sont : le mil, le sorgho, le maïs, le riz, le berbéré.

En dépit de leurs différences de taille et de forme, les graines de céréales ont à peu près la même structure et la même valeur nutritive.

Examinons les différentes céréales qui constituent la base de l'alimentation au Tchad :

Les mils et sorghos

Les mils et les sorghos peuvent être étudiés ensemble parce qu'ils ont de nombreux caractères communs. On distingue parmi les sorghos plusieurs variétés, mais parmi les mils, la diversité est encore beaucoup plus grande.

Citons : le gros mil (*Sorghum vulgaris*), le petit mil (*Pennisetum typhoites*), le berbéré (*Sorghum durra*), etc. Chaque groupe de consommateurs a des préférences bien marquées pour telle ou telle variété, mais la plus appréciée est le petit mil.

La composition varie suivant les espèces :

Protéines : 6,25 à 11 %
Glucides : 60 à 68 %
Lipides : 2,3 à 4,5 %
Eau : 10 à 12 %
Vitamine A et du groupe B
Sels minéraux : Phosphore-Potassium
100 g de petit mil ou de sorgho apportent 11 g de protéines.

Les protéines des mils et sorghos sont pauvres en acides aminés indispensables, et il est nécessaire de leur associer des aliments riches en protéines pour les supplémenter.

Pour utiliser les mils et sorghos, on les broie dans les mortiers pour enlever les graines de l'épi puis on les vanne pour enlever la balle de graines. Ensuite on les blute pour éliminer le son. Puis on les lave, on les laisse sécher au soleil. On les pile, on tamise pour obtenir la farine ou la semoule ; l'essentiel des matières nutritives est ainsi conservé.

Le mil se consomme sous forme de farine cuite à l'eau bouillante sans autre ingrédient, même pas le sel, et servi dans une calebasse renversée dans un plat, d'où le nom de *boule* qu'on lui donne en général, ou sous forme de bouillie ou en galettes, ou sous forme de semoule cuite. Avec la semoule on prépare aussi le méchoui.

Le maïs

Le maïs est originaire d'Amérique du Sud, d'où il fut introduit en Afrique par les Portugais, plus précisément au golfe de Bénin. Sa culture s'est rapidement répandue dans tout le continent africain dont le Tchad, car il s'adapte à divers climats et du fait de son haut rendement à l'hectare. De plus, c'est une plante qui demande moins de labour que les autres céréales.

La composition du maïs est la suivante :

Grains	Farine
Protides : 9,8 %	7,8 %
Glucides : 72,3 %	76,8 %
Lipides : 4,3 %	2,6 %
Calcium : 15mg/100g	6mg/100gr
Vitamine A : 700 unités	340 unités

Les protides du maïs sont très pauvres en certains acides aminés indispensables (lysine et tryptophane surtout).

La farine est un peu plus riche en glucides que les graines, mais contient moins de protides.

Le maïs est consommé de plusieurs façons :

- Les épis de maïs sont parfois consommés frais. Mais le plus souvent ils sont grillés ou cuits à l'eau et mangés tels quels.
- Réduites en farine, les graines de maïs servent à préparer de la *boule*, sans oublier la bouillie.
- La semoule de maïs est consommée en galette ou sous forme de granulés séchés.

Le déséquilibre de protéines du maïs peut être compensé en partie par l'introduction des légumes secs dans la ration.

Exemple : maïs + arachides ou haricot ou sésame se complètent bien.

Le riz

Le riz est originaire surtout du Sud-Est asiatique, d'où il est introduit au Tchad en 1910 par les Allemands sur la rive gauche du Logone. Il n'a pris son essor que durant la seconde guerre mondiale. En effet, c'est la crise de subsistance née de l'isolement de l'Afrique durant la guerre mondiale 1939-1945 qui a amené l'administration française a imposé la culture du riz dans les plaines du moyen Logone.

Longtemps considéré comme un plat de luxe, le riz est rentré progressivement dans l'alimentation des Tchadiens. Peu à peu la culture du riz s'est implantée en culture vivrière.

En dehors du périmètre rizicole, les Tchadiens cultivent, selon les provinces, le riz dans le fond des marigots, des cours d'eau, dans les plaines d'inondations ou des vallées de rivières.

Le grain de riz est appelé par le mot « paddy » quand le grain récolté n'est pas décortiqué.

Le décorticage et le blanchiment domestiques, à l'aide du pilon et du mortier, respectent les couches périphériques et gardent ses éléments nutritifs.

Comme le traitement domestique, un léger usinage avec les moulins domestiques simples conserve la plupart de ses éléments nutritifs.

Par contre, par le traitement industriel, le riz est blanchi, poli et même glacé de sorte qu'il perd la moitié de la quantité en vitamine B1 contenue dans le grain entier. Or, la carence en vitamine B1 provoque le béribéri (trouble nerveux, atteinte du cœur, gonflement des jambes...).

Le traitement qu'on fait subir le riz modifie sa valeur alimentaire :

Riz Décortiqué au pilon	Riz blanchi usine
Protéines : 8,9 %	7,6 %
Glucides : 77,4 %	79,4 %
Lipides : 2 %	1,1 %
Eau : 13 %	12 %
Vitamine B1 : 0,16mg/100g	0,08mg/100gr

En plus des traitements que l'on fait subir le riz avant la consommation, les techniques de cuisson conditionnent aussi sa valeur alimentaire. On distingue :

- La cuisson dans la quantité d'eau juste nécessaire
- La cuisson dans une grande quantité d'eau
- La cuisson à la vapeur
- La cuisson à la graisse puis dans l'eau

Les cuissons utilisant le minimum d'eau sont les meilleures car l'eau en excès qui est rejetée entraîne une grosse perte en vitamine B1.

On consomme le riz cuit à l'eau accompagné de diverses sauces de viande ou de poisson. Réduit en farine on fait *la boule* ou la bouillie.

Le riz comme la plupart de céréales se digère facilement.

Il est donc recommandé :

- de développer la production du riz local
- d'augmenter la consommation de riz de décorticage familial ou usiné avec les moulins simples.

*Le berbéré (**sorghum durra**)*

Le berbéré est une variété de sorgho repiqué à la décrue des fleuves en saison sèche.
Il est traité de la même façon que le mil et le sorgho avant la consommation.
Son utilisation est pareille que le sorgho.

En conclusion, les céréales ne sont pas classées parmi les aliments les plus riches en protéine. Les aliments d'origine animale fournissent plus de protéines d'une quantité beaucoup plus supérieure parce que de composition proche des protéines dont notre corps est bâti.
Toutefois les céréales sont un élément essentiel de l'alimentation au Tchad où le plat de base est représenté par le mil, le sorgho, le riz, le maïs, le berbéré et les racines et les tubercules (les ignames et le manioc), complétés par les légumineuses.
Cependant, si à égalité de poids, les légumineuses fournissent trois fois plus de protéines que les céréales, le taux de protéines de celles-ci est de quatre à douze fois à celui des tubercules comme l'igname et le manioc.
Par conséquent, il est recommandé d'augmenter la production et de développer la consommation des céréales en même temps que celle des légumes secs qui représentent les aliments de supplémentation indispensable pour augmenter la valeur protéique des céréales dans un pays où pour des raisons culturelles et de prestige la viande n'est pas souvent consommée.

Le blé

Introduit au Tchad par les Fezzanais[24], la culture du blé s'était localisée dans les ouadi[25] sur les rives nord du lac Tchad. À la fin du 19e siècle, sa culture s'est étendue dans les polders[26].

La production du blé des ouadi et des polders est vendue aux commerçants libyens et fezzanais.

Cette production s'accroît d'année en année ; ce qui incita l'administration à installer dès 1962 un Grand Moulin à la capitale pour traiter le blé.

Mais les planteurs ayant gardé leur circuit traditionnel de commercialisation, c'est à dire vers la Libye et le Fezzan[27], les achats pour le Grand Moulin sont très bas, si bien que la farine qui sort du Grand Moulin ne couvre pas le besoin de la population. La farine de blé consommée au Tchad reste presque toujours un produit d'importation.

La consommation du pain et surtout du pain blanc gagne les grandes villes, mais aussi de plus en plus les zones rurales.

Le pain est fabriqué avec la farine de blé, l'eau, le sel et la levure. Son principal avantage nutritionnel est son apport en énergie et en vitamine B. Aujourd'hui certains boulangers cherchent à enrichir le pain blanc en mélangeant à la farine de blé des farines des céréales plus riches en protéines.

2. *Les tubercules et les racines*

Le manioc (*Manihot exculenta*)

Le manioc est originaire d'Amérique du Sud. Il a été introduit au Tchad en 1926. Cependant sa culture a été encouragée en 1930 à la suite d'invasions acridiennes qui détruisirent la récolte des céréales.

La mode de culture se fait par bouturage sur des terres plates.

---

24 Les *fezzanais :* les habitants du Fezzan au sud-ouest de la Libye.

25 *Ouadi :* lit asséché d'un cours d'eau dans les zones désertiques et sahéliennes. Il s'écrit aussi ouaddi.

26 *Polders* : bras du lac Tchad endigué, asséché et transformé par les paysans en terre cultivable.

27 *Fezzan* : région désertique de Libye, située sur les grands axes du commerce caravanier.

On compte environ 300 variétés de manioc parmi lesquelles on distingue deux groupes principaux : le manioc doux et le manioc amer.

La classification en manioc doux et en manioc amer est justifiée du point de vue alimentaire, mais il s'agit des mêmes variétés botaniques : le manioc doux peut devenir amer selon le sol, le climat, etc. Le manioc amer contient un poison (*manihotoxine*) qu'il faut éliminer en laissant fermenter le tubercule dans l'eau pendant quelques jours pour dissoudre les substances toxiques qu'il contient avant d'être consommé. Cette opération d'élimination de produit toxique soluble dans l'eau s'appelle le rouissage.

La composition du manioc pour 100 g de partie consommable à l'état frais est la suivante :

Protéines : 1,2 %
Glucides : 34,7 %
Lipides : 0,3 %
Eau : 62,5 %
Calcium : 33 mg
Vitamine C

Le manioc présente de grands avantages : de culture facile, il n'exige pas une grande richesse de sol, bouturé en saisons des pluies, il peut donner, selon la variété, des racines de manioc amer au bout de six mois, des racines de manioc doux au bout d'un an. En outre, il constitue des réserves permanentes conservées dans le sol à l'abri des acridiens.

Toutefois, sa culture à plat et son arrachage contribuent à râper les terrains qui lui sont consacrés de sorte que les anciens champs prennent l'allure de plaine aride. De plus le manioc est essentiellement composé d'eau et de glucides. Celles-ci permettent de couvrir les besoins énergétiques, malheureusement la teneur du manioc est très faible. Mais il est riche en calcium. Comparé aux mils le manioc n'est qu'un aliment bourratif, c'est à dire il remplit le ventre mais ne nourrit pas. C'est dire que le manioc ne peut servir seul d'aliment de base sans créer un grave déséquilibre. Malgré ces inconvénients, le manioc continue à être cultivé de sorte que son aire s'est étendue très largement.

Les produits issus du manioc sont très digestibles.

Le manioc doux est consommé cru ou cuit à l'eau, ou rôti sous la cendre.

Le manioc amer, dont le tubercule contient du poison, doit être roui, c'est-à-dire immergé dans l'eau pendant plusieurs jours pour l'éliminer. Puis les tubercules sont défibrés, lavés, écrasés, réduits en pâte dans le mortier avec le pilon et consommés de plusieurs façons.

Cette pâte peut être roulée dans de feuilles de banane et cuit : on obtient alors *le bâton de manioc* ou le pain auquel il fait penser à cause de sa forme allongée.

Ou bien la pâte est séchée au soleil ; réduite en farine très fine au fur et à mesure des besoins. Avec la farine on prépare la boule ou la bouillie.

Les feuilles de manioc sont préparées en sauce avec de la viande ou du poisson séché auquel on ajoute de la pâte d'arachide ou de la farine de sésame pour assaisonner.

Le manioc est un aliment dont la culture appauvrit le sol. Sa culture ne doit pas dépasser celles des mils ou du maïs. Elle doit rester une culture d'appoint pour éviter les disettes en période de soudure de juillet et août pendant laquelle il ne reste plus rien de la récolte précédente, sous réserve de pratiquer la culture des haricots dans les champs de manioc pour enrichir les sols.

L'igname (*Dioscorea*)

Il existe plusieurs types d'ignames. Leur culture se fait à partir de fragments de tubercules. Ceux-ci sont de forme ovale, allongée ou aplatie. Leur longueur et leur poids sont variables. À côté de nombreuses variétés cultivées, on trouve des variétés sauvages qui sont également consommées.

La composition de l'igname pour 100 g de partie comestible à l'état frais est la suivante :

Protéines : 2,4 %
Glucides : 23,2 %
Lipides : 0,2 %
Eau : 72,4 %
Phosphore : 30 mg

La teneur en protéines des ignames est plus élevée que celle du manioc, mais surtout le taux des acides aminés indispensables est meilleur et leur équilibre satisfaisant. L'igname est plus riche en phosphore et plus pauvre en calcium.

Cultivé sur des sols de bonne qualité l'igname donne beaucoup de tubercules qui sont consommés grillés dans leur peau sur des braises chaudes ou cuits dans leur peau, épluchée seulement après cuisson.

Le taro (*Arum esculentum*)

Originaire du sud-est de l'Asie, le tubercule est plus petit que celui de l'igname ou du manioc. Sa culture est très simple : on bouture le bulbe-mère en cinq morceaux et on plante sur billon ou au raz de sol en juin. La récolte a lieu en octobre. Un pied fournit en moyen 2 kg et le rendement varie selon les terres.

La composition du taro est sensiblement pareille à celle de l'igname.
La bonne conservation du taro en facilite l'emploi. Il se consomme bouilli.

Le macabo (*Xanthosoma sagittifolium*)

Le macabo est originaire d'Amérique, particulièrement des Indes Occidentales, c'est une plante de la famille du taro cultivé pour ses tubercules.
Il contient 2,5 % de protéines.
Le macabo est consommé bouilli ou cuit sous la braise.

La patate douce (*Ipomea batatas)*

Elle est originaire d'Amérique. Il existe plusieurs types de patates douces parmi lesquels on distingue deux variétés : la blanche et la jaune.

La patate douce est cultivée sur buttes. Son plus grand avantage est de se bouturer jusqu'à la mi-août. La récolte a lieu en octobre.

Sa composition est semblable à celles des autres tubercules. Il faut néanmoins souligner sa richesse en calcium et en phosphore. Il contient 1 % de protéines.

Les patates douces sont consommées crues, bouillies, frites ou cuites sous la cendre.

La pomme de terre (*Solanum tuberosum*)

Originaire d'Amérique du Sud, son introduction au Tchad est récente. C'est en 1967 que les essais ont été effectués. La pomme de terre pousse bien dans les ouadi du lac Tchad, mais les habitudes alimentaires font qu'elle est peu consommée.

La pomme de terre contient 2 % de protéines ayant un bon équilibre en acides aminés essentiels.

En résumé, les tubercules sont des aliments très pauvres en protéines. Étant essentiellement glucides, leur seul intérêt est de couvrir les besoins caloriques. Leur consommation, au détriment de celle des céréales et des légumes secs, entraîne un déséquilibre protéique d'autant plus tragique que la disponibilité en protéines animales est nettement insuffisante. Il est indispensable d'alterner la consommation des tubercules avec celle des céréales et des légumes secs, plus riches et mieux équilibrés en protéines.

GROUPE II

LES ALIMENTS RICHES EN PROTÉINES

Le manque des protéines dans la ration alimentaire étant l'un des problèmes rencontrés fréquemment au Tchad, nous examinerons par approfondissement successif les aliments capables de couvrir les besoins en protéines.

I. Les aliments riches en protéines animales

Sous ce titre nous étudierons : les viandes de bœuf, de mouton, de chèvres, de volailles ; les produits de la petite chasse (le daman, le hérisson, les oiseaux, le rat des champs...) et les produits de « cueillette » (chenilles, termites, sauterelles, etc.)

La viande

Le Tchad compte 4.506.844 bovins, 640.000 ovins, 1,7 million de caprins, 15.250 porcins, 34.638. 629 volailles (Source : Agence de presse Xinhua, 2018. En ligne).

Selon les données ci-dessus, le Tchad a une disponibilité en viandes considérable dont on peut immédiatement disposer. En dépit de cette importance de bétail, on constate que pour des raisons de prestige et culturelles, la viande n'est pas consommée régulièrement. Dans la savane, le gibier traditionnellement consommé est en voie de disparition. Si on ne fait rien, les générations futures ne pourront pas se nourrir de la viande sauvage. Pour pallier ce manque, il paraît très important de promouvoir le petit élevage : ovins, caprins, porcins et volaille.

Valeur de la viande

Quelle que soit leur origine, toutes les viandes ont la même valeur alimentaire. Elles contiennent toutes de 15 à 20 % de *protéines* particulièrement bien équilibrées. Elles renferment un taux de *lipides* variable de 3 à 5 % selon l'espèce animale. Les viandes constituent une source intéressante de *vitamines du groupe B*, de *phosphore* et de *fer. L'eau* qui disparaît en partie pendant la cuisson représente 60 à 70 % du poids de la viande.

« La viande est un aliment précieux pour la croissance et la réparation des cellules. » En outre sa digestion est bonne, mais malheureusement elle laisse dans le sang des déchets toxiques qui sont heureusement éliminés par les reins.

Il est recommandé de manger la viande tous les jours mais en quantité raisonnable, car l'organisme ne fait pas de provision de *protéines.*

Conservation de la viande

La viande est un aliment qui se conserve difficilement à l'état naturel. Il est donc déconseillé de garder la viande chez soi pendant vingt-quatre heures.

Les méthodes traditionnelles de conservation de la viande sont le *séchage* et le *fumage.* Afin d'améliorer la conservation familiale de la viande, plusieurs organismes dont le FAO ont mis au point des techniques traditionnelles améliorées qu'il convient de sensibiliser la population à cet usage.

Analyse concrète de chaque viande

- Les viandes du bœuf, du mouton, de la chèvre, du porc et des abats comestibles, vendues en boucherie doivent en principe provenir des animaux tués en abattoir et contrôlés par une équipe sanitaire, ce qui ne se passe pas comme cela. Les abattoirs n'existent que dans les grandes villes. Dans les petites villes et les campagnes, les agents vétérinaires devraient logiquement contrôler tout animal tué pour la commercialisation avant la mise sur le marché, mais ce n'est pas souvent le cas. Il est donc déconseillé de manger les viandes qui ne sont pas bien cuites.

- La volaille : l'élevage de volailles doit être encouragé et modernisé dans les campagnes par quelques mesures simples, peu coûteuses et faciles à mettre en œuvre :

• L'amélioration des poulaillers (enfermer les poules dans un enclos afin de contrôler la fraîcheur des œufs, nettoyer régulièrement le poulailler)

• Le croisement de nos poules plus résistantes et adaptées au climat avec les coqs importés plus productifs afin d'accroître la production.

• La distribution de nourriture tous les jours

• Installer un abreuvoir, le nettoyer régulièrement

• Visite sanitaire : contrôle régulier des infirmiers vétérinaires

• Soins : vaccination, déparasitage...

- La petite chasse : (le daman, le hérisson, le rat des champs, les oiseaux) tient dans certaines provinces une place importante dans l'alimentation. Ces produits de chasse constituent un apport supplémentaire notable en protéines.

- Les insectes comestibles tels que les sauterelles, les termites, les chenilles occupent une place importante dans plusieurs provinces.

Selon les familles les insectes sont frits, grillés ou séchés au soleil et sont utilisés pour la préparation de la sauce ou mangés en apéritif. Ces insectes crus apportent en moyenne 15 g de protéines pour 100 g de partie comestible ; leur consommation peut représenter un appoint non négligeable dans la ration alimentaire.

Les poissons

Valeur alimentaire

Le poisson contient autant de *protéines* que la viande et celles-ci sont de qualité égale. Le poisson séché renferme de 30 à 60 % de protéines suivant les conditions de séchage ou de fumage.

Le taux de *lipides* des poissons frais est très variable suivant les espèces et va de 0,5 à 15 %. La richesse en *vitamines du groupe B* est comparable à celle de la viande. De plus les poissons en général et spécialement les foies de poissons sont d'une extrême richesse en *vitamine A* et *D*. En ce qui concerne l'apport *phosphore-calcium*, les poissons sont plus équilibrés que la viande et les petits poissons consommés entiers se classent parmi les meilleures sources alimentaires en *calcium*. La chair du poisson est une excellente source de *cuivre* qui intervient dans la formation de l'hémoglobine du sang. La consommation de 100 g de la plupart des poissons fournit une quantité d'*iode* égale à la moitié du besoin quotidien.

Contrairement à la viande, le poisson est vite digéré mais certains poissons peuvent provoquer de réactions d'allergie de type eczéma[28] ou d'urticaire[29]. Ce qui expliquerait l'origine des interdits de manger certains poissons qui frappent les femmes enceintes et les enfants dans certaines ethnies au Tchad. En tout cas, il est recommandé de surveiller la réaction d'un enfant à qui l'on donne pour la première fois du poisson à manger.

Conservation et transport du poisson

En réalité, la difficulté que pose le poisson est en vérité celle de sa conservation et de son transport. C'est là le vrai frein au développement à la consommation du poisson. En effet, il est difficile de garder du poisson frais pendant quelques heures sans qu'il ne soit pourri, pour cette raison il doit être vidé et nettoyé juste après sa capture ou son achat, après quoi il faut le manger ou le conserver selon la méthode traditionnelle qui suit :

- *le fumage, le séchage* : il se fait au feu ou au soleil, mais la conservation est délicate parce qu'il y a un risque de parasitage par les mouches et un risque de rancissement.

Un effort particulier a été fait depuis une quinzaine d'années par certains pêcheurs pour adapter les méthodes de conservation des produits de leurs pêches : il en résulte une amélioration nutritionnelle, de la facilité de transport, de commercialisation et du prix de revient du poisson. Il est nécessaire d'accroître cette technique afin d'améliorer la conservation du poisson qui est un produit qui se gâte rapidement par une prolifération de germes.

---

28 *Eczéma :* maladie de la peau caractérisée par une éruption cutanée.

29 *Urticaire* : éruption cutanée passagère due à une réaction allergique de l'organisme accompagnée de démangeaisons et d'une sensation de brûlure.

Les œufs

L'œuf est, par excellence, un aliment de croissance et d'entretien de très grande valeur. Les *protéines* qui représentent 13 % du poids total de l'œuf sont les meilleures protéines animales et les mieux équilibrées. L'œuf de taille moyenne a la même valeur alimentaire que 50 g de viande ou du poisson.

Le *blanc* de l'œuf contient des albumines (protéines) et une qualité importante de *sels minéraux* (soufre-potassium-sodium et chlore).

Le *jaune* contient :
16 % de protéines
32 % de lipides
1 % de glucides
1 % de sels minéraux

De tous les aliments, le jaune d'œuf est plus riche en phosphore, il contient également presque la moitié de la quantité de fer nécessaire au nourrisson.
Les *vitamines du groupe A, B* et *D* sont également concentrées dans le jaune, leur taux dépend de l'alimentation de la poule.

L'œuf est un aliment indispensable à la nutrition de l'être humain, mais il est important de le consommer *frais*. C'est vraiment dommage que sur le marché les œufs mis en vente soient très souvent abîmés par putréfaction.

La consommation des œufs frais doit absolument être développée dans tout le pays, auprès de toute catégorie de personnes et particulièrement des enfants et des femmes enceintes qui en ont le plus besoin. Car c'est dans l'œuf que l'équilibre des acides aminés est le meilleur.
La consommation des œufs reste encore très faible au Tchad à cause des interdits alimentaires[30] qui frappent les groupes de personnes dont les femmes qui sont en état de grossesse et les jeunes enfants.

---

30 *Interdiction alimentaire* : interdiction de manipuler ou de consommer certains aliments dont l'œuf au sein d'un groupe social. Voir notre livre : *Tabous, totem et magie dans la société ngàmbáye du Tchad,* L'Harmattan, 2020.

Le lait

Le lait maternel est, par excellence, l'aliment du nourrisson. Il lui apporte toutes les substances nécessaires à sa croissance pendant les quatre mois de sa vie. Son analyse fait partie du chapitre sur l'alimentation de l'enfant. Voir plus bas.

Le lait de vache contient 3,5 % de protéines et 4 % de lipides et 5 % de glucides. Les protéines du lait sont d'excellente qualité.
Le lait est très riche en calcium ; il contient du phosphore et des vitamines A, D, B2, cependant il est pauvre en vitamine C et en fer.

Grâce à sa composition, le lait est un aliment comparable à la viande, au poisson et à l'œuf.

Ce qui vient d'être dit du lait de vache est valable également pour les laits de chèvres et de brebis.

II. Les aliments riches en protéines végétales

Ce groupe est constitué par :

- Les graines légumineuses dans lesquelles les substances de réserve sont accumulées sous forme de glucides (haricots, pois de terre).

- Les graines oléagineuses dans lesquelles les substances de réserve sont accumulées sous forme de lipides (arachides, graines de courge et de sésame).

a) Les graines de légumineuses ou légumes secs

Les principales légumineuses cultivées au Tchad sont :
- les haricots dont il existe plusieurs variétés,
- les pois de terre et
- les arachides.

La culture de ces légumineuses est intéressante, non seulement pour leur richesse en protéines mais aussi parce qu'elle joue un rôle positif en matière d'entretien de la fertilité des sols.

Leur composition de 100 g de partie comestible est la suivante :
Protéines : 15 à 30 %
Glucides : 56 %
Lipides : 1,5 %
Eau ; 12 %
Sels minéraux : calcium

La digestibilité des graines de légumineuses est favorisée par le trempage, l'élimination des enveloppes cellulosiques irritantes pour la muqueuse digestive, sa cuisson prolongée et enfin la mise en purée.
Les légumineuses sont très importantes au point de vue nutritionnel à cause de leurs protéines ; ce sont aussi d'excellents compléments à l'alimentation à base de céréales.

La conservation et le stockage dans de sac à l'abri des insectes et de rongeurs permet de les garder intacts pendant des mois, aussi leur culture et leur consommation doivent être stimulées.

b) <u>Les graines oléagineuses</u>

L'arachide

L'arachide est l'une des cultures traditionnelles du Tchad où elle est l'objet de culture vivrière.
La composition de 100 g d'arachide décortiquée est la suivante :

Protéines : 27 %
Lipides : 46 %
Glucides : 18 %
Eau : 5,2 %
Vitamines : B1, B2, PP
Sels minéraux : pauvre en calcium et fer.

La richesse de l'arachide en protéines n'est pas de meilleure, tandis que son équilibre en lipides est remarquable, ce qui en fait un aliment de premier ordre pour l'apport énergétique.

Hélas, de nos jours, avec la monétisation de l'économie, les arachides se transforment trop souvent en marchandises et inondent les marchés locaux dès leur récolte ou sont vendues en huilerie pour être transformées en huile.

Soulignons qu'il est indispensable de garder une partie de la récolte pour la consommation de la famille, d'autant que les arachides se conservent comme il faut dans de sac et sont bien appréciées pour leur saveur agréable.

Les arachides sont consommées de différentes manières :

- À l'état frais, surtout au moment de la récolte, dans les champs
- Cuites à l'eau
- Grillées
- Pilées : la pâte d'arachide entre dans la préparation de plusieurs sauces et dans la bouillie de mil, de riz.
- Transformées en huile à l'échelon familial et industriel.

La farine d'arachide est riche en protéines (environ 50 %). Cette richesse en protéines lui donne un intérêt particulier : on peut l'utiliser dans les sauces en remplacement parfois de la pâte d'arachide qui ne se digère pas plus facilement.
Cette farine, associée à des farines de céréales, augmente considérablement leur efficacité en protéines.

Les graines de courge et de sésame

a) La courge
Il existe deux variétés de courge : une variété qui donne de fruits doux comestibles après cuisson. Les graines sont également consommables une fois séchées, salées et grillées. Elles sont aussi pilées : la farine est utilisée dans la préparation des sauces comme condiments pour relever le goût.

Une deuxième variété dont les fruits sont amers mais les graines mangeables après traitement.
Les graines des deux variétés donnent de l'huile.

b) Le sésame (*Sesamin indicum*)
Origine de l'Inde, les graines de sésame, sont consommées grillées ou pilées, permettent d'accommoder les sauces.
Elles s'utilisent crues ou grillées. Elles donnent aussi de l'huile.

Le sésame est apprécié pour ses vertus culinaires, thérapeutiques et cosmétiques.

Les graines de courge et de sésame sont importantes au point de vue nutritionnel, parce qu'elles sont riches en protéines (environ 20 %) et en lipides (50 %). Il faut donc encourager leur culture et leur consommation.

L'EAU ET LES BOISSONS

Dans toutes les civilisations alimentaires, les boissons jouent un rôle relationnel entre les humains.
En outre, les boissons, par leur apport en eau, sont utiles à notre corps.

Au Tchad, un grand nombre de boissons alcoolisées sont préparées artisanalement à partir des graines de mil rouges que l'on fait tremper, germer, fermenter ou à partir de la farine du riz ou du miel.
Aujourd'hui, des boissons importées inondent les grandes villes jusqu'au Tchad profond.

On distingue deux grands groupes de boissons au Tchad :
- Les boissons non alcoolisées et aromatisées
- Les boissons fermentées

1. Les boissons non alcoolisées et aromatisées

Les eaux gazeuses

Les eaux gazeuses sont des boissons non alcoolisées mais aromatisées, elles sont pétillantes parce qu'elles contiennent du gaz carbonique ; ce sont les coca-cola, les limonades et les sodas dont la consommation sans modération est dangereuse pour la santé parce qu'elles contiennent un taux très important de sucre. D'ailleurs, dans le langage populaire, on appelle ces boissons : sucrerie.

De plus, ces sucreries alourdissent d'une manière inutile le budget de l'alimentation.

Les jus de fruits

Les jus de fruits maison sont à conseiller parce qu'ils contiennent de la vitamine C et de sels minéraux.

Mentionnons par exemple : le tamarin, l'oseille, le gingembre, le citron, la mangue, la goyave, la banane, etc.

Les infusions

Les infusions sont des boissons extraites de certaines plantes laissées trempées dans l'eau bouillante. Bon nombre de ces plantes ainsi utilisées ont des propriétés thérapeutiques bien connues par la population et sont à conserver dans nos bons usages curatifs.

Citons par exemple : la citronnelle (*cymbopogon citratus*) qui, pourvue d'une tige aux propriétés aromatiques, a également des propriétés médicinales grâce à ses feuilles qu'on utilise en infusion ou décoction dans le traitement des problèmes digestifs et pour lutter contre les états fiévreux et grippaux ; le quinquéliba (*Combretum micratum*) qui présente des propriétés antipaludéennes, les feuilles et l'écorce de goyavier (*Psidum guajava*) qui ont des propriétés antidiarrhéiques. Toutefois deux infusions méritent une attention toute particulière : le thé et le café.

Le thé et le café contiennent tous les deux des alcaloïdes aux propriétés excitantes (la théine pour le thé et la caféine pour le café). La théine et la caféine à petite dose stimulent le système nerveux, facilitent le travail physique et stimulent le travail intellectuel, elles tiennent éveillé. Mais si on abuse de leur consommation, elles conduisent à la nervosité et à l'insomnie, à la tachycardie, à l'augmentation de la tension artérielle. Bref, sa forte consommation peut présenter des effets indésirables, voire désastreux pour la santé.

2. Les boissons alcoolisées

Au Tchad, les boissons alcoolisées sont obtenues à partir des graines de céréales fermentées (mil, sorgho, riz). La fermentation transforme le sucre en alcool. Les principales boissons alcoolisées traditionnellement consommées sont :

- La bière de mil appelée *bíl-bíl* ou *kīdō*. Elle est fabriquée artisanalement avec de l'eau, du mil rouge germé et de la levure de mil.
- Le *bòdè* : sa préparation s'apparente à la *bíl-bíl* mais elle est élaborée uniquement à partir de petit mil (*Pennisetum typhoïdes*).
- La *kochette* : préparée le plus souvent à base de la farine de riz.
- Le *coudron :* boisson alcoolisée spécifique.
- Le *douma :* boisson préparée à base de miel.
- Le *djala :* boisson préparée à base de mil fermenté.
- Le *meresse* : préparé à base de mil fermenté.
- Le *nylon :* préparé à base de riz, de couleur blanchâtre, comme la *kochette.*

Il existe aussi l'eau de vie (*árgè*) issue de la distillation du son de millet et du manioc fermenté de préparation artisanale.

Ajoutons la bière Gala fabriquée et distribuée par la brasserie du Logone.

Outre les boissons alcoolisées de fabrication locale, la consommation des boissons alcoolisées d'origine occidentale : liqueur, le vin, le whisky, etc., s'est fortement développée dans les villes et gagne les zones rurales. Or, ces boissons coûtent très cher et sont plus coûteuses que les boissons alcoolisées de fabrication artisanale.

3. Les dangers de l'alcool

Les effets des boissons alcoolisées sur l'organisme

Lorsqu'on boit une boisson alcoolisée, l'alcool éthylique[31] qu'elle contient en quantité variable selon le degré traverse la paroi intestinale

---

31 *Alcool éthylique* : alcool ordinaire.

sans subir aucune modification, passe ainsi dans le sang très rapidement et gagne tous les tissus de notre organisme par le réseau sanguin.

Les effets de l'alcool se font sentir dans un premier temps au niveau de notre système nerveux : l'on ressent d'abord une sensation de contentement et d'optimisme. Si le taux de l'alcoolémie (présence de l'alcool dans le sang) augmente dans le sang apparaît alors le trouble de conscience, de la parole, de l'équilibre qui peuvent aller jusqu'au coma éthylique[32].

Le foie intervient alors pour éliminer l'alcool de notre organisme.

Par la durée, l'alcool peut être responsable de nombreuses maladies : cancer de bouche, d'œsophage, de gorge, troubles cardiovasculaires[33], maladies de pancréas et de foie (cirrhose alcoolique pouvant entraîner la mort), maladie de système nerveux et de troubles psychiques.

Les gros consommateurs peuvent tomber dans la démence, parce que l'alcool est très nuisible pour le cerveau.

De plus les « accros » à l'alcool enivrant sont affaiblis intellectuellement et physiquement, ils ne résistent pas aux infections.

D'autre part, l'alcool éthylique entraîne une accoutumance et une dépendance, il est déconseillé d'en boire tous les jours et à dose très élevée.

Chez les personnes jeunes, l'alcool est dangereux, même à faible dose, elles ont des problèmes d'apprentissage et de comportement relationnel.

Pour les femmes enceintes, l'alcool est nocif pour le fœtus, car il passe dans la circulation sanguine de l'enfant à naître. En plus, l'alcool peut provoquer des fausses couches, un retard de croissance.

Les boissons enivrantes ne sont pas bonnes pour les femmes qui attendent un bébé, car elles mettent leur vie et celle de l'enfant à naître en danger.

---

32 *Coma éthylique :* un endormissement et une perte de conscience. Le coma éthylique est dangereux pour la santé.

33 *Maladie cardiovasculaire* ou *cardio-neurologique* est une maladie provoquée par des dysfonctionnements du cœur ou des vaisseaux sanguins, elle est notamment provoquée par une alimentation déséquilibrée, le tabagisme et l'usage nocif de l'alcool.

L'alcool donne-t-il de la force pour travailler ?

La réponse est non. L'alcool ne donne pas de force pour travailler. Certes, il provoque dans un premier temps une sensation de contentement qui donne une impression de force. Mais ce contentement est de courte durée, parce que l'épuisement à l'effort physique et intellectuel arrive très vite : les mouvements mal coordonnés, réflexes ralentis, paresse intellectuelle ; ce qui n'exclut pas la volonté, mais la volonté peut faire aussi des dégâts. C'est dire que la volonté seule ne suffit pas à agir. Il faut aussi de la lucidité.

Les conséquences économiques et sociales de l'alcool éthylique

La consommation quotidienne et excessive des boissons alcoolisées grève le budget familial, entraîne les suppressions des autres postes essentiels tels que l'alimentation, la santé, la scolarité des enfants, l'habillement.

L'alcoolisme peut aussi avoir des conséquences négatives sur la vie sociale et professionnelle du buveur invétéré, il le rend insolent et l'incite au tapage. « Les boissons fortes sont tumultueuses. Celui qui en fait excès n'est pas sage. » (Bible)

L'abus des boissons alcooliques peut entraîner des tensions et des disputes avec son entourage proche, la perte d'emploi, il peut faire du consommateur une épave, une loque de la société incapable d'assumer des activités professionnelles et des responsabilités familiales, parce que l'alcool éthylique fait perdre le sens. Il est bon de ne pas en boire.

L'ivresse est souvent responsable des bagarres et de la violence domestique entraînant l'éclatement des familles.

L'alcoolique invétéré sera réduit à la misère. À force de boire, il n'aura que des haillons à porter à cause d'une mauvaise gestion de son budget et du coût de la consommation des boissons alcoolisées.

Enfin, la préparation des boissons fermentées se fait au détriment des céréales (mil, sorghos, riz...) qui risquent de manquer à l'alimentation de la communauté, d'autant que la production céréalière est irrégulière d'année en année.

GROUPE III

LÉGUMES ET FRUITS

La nature offre généreusement au peuple tchadien une grande variété de légumes et de fruits très intéressants au point de vue nutritionnel.

Cependant, il est rare que les légumes soient consommés crus ; ils sont souvent cuits dans la sauce pour accompagner l'aliment de base.

1. Légumes et feuilles vertes consommés après cuisson

Un grand nombre de légumes et feuilles vertes entrent dans la composition des plats tchadiens. Ils ont plusieurs intérêts du point de vue alimentaire :

- Ils apportent une saveur particulière aux plats. Ils servent de liant et donnent parfois une onctuosité très appréciée.
- Ils apportent une quantité appréciable d'éléments minéraux et de vitamines.
- Les feuilles ont une teneur de protéines relativement élevées.

Environ vingt espèces de feuilles provenant de la cueillette et de ramassage sont consommées.

Les principaux légumes consommés cuits sont : le gombo, la courgette, l'oignon, la tomate, l'aubergine, etc.

Le piment est un condiment très apprécié, il relève le goût et facilite la digestion.

Notons qu'au moment de la cuisson des légumes et des feuilles vertes une partie de sels minéraux et vitamines se dissout dans l'eau de cuisson. Par conséquent, il est recommandé d'utiliser la quantité d'eau juste nécessaire à la cuisson ou bien récupérer l'eau de cuisson qui est en plus pour l'utiliser dans la préparation des sauces ultérieures. Par bonheur, dans la cuisine tchadienne, on ne jette pas l'eau de cuisson qui est mélangée avec les légumes et les feuilles dans la sauce qui tient une place importante dans l'alimentation, car elle sert à changer le goût fade du plat principal et stimule l'appétit.

2. Les légumes et les fruits consommés crus

Les légumes et les fruits offrent un grand choix de substances minérales et vitaminiques et fournissent également les celluloses qui facilitent le cheminement des aliments dans l'intestin et évitent la constipation.

Signalons par-dessus tout :

Parmi les légumes :

- Les tomates, riches en vitamine C
- Les carottes riches en provitamine A
- Les salades vertes, les oignons, l'ail, les radis riches en magnésium, en soufre

Parmi les fruits :

- Les agrumes (oranges, mandarines, citrons, pamplemousses) qui ont une teneur élevée en sucre, en sels minéraux (calcium, phosphore, fer, cuivre, magnésium, zinc), en acide citrique qui leur donne une valeur apéritive.
- La banane douce, d'origine asiatique, contient 75 % d'eau. Sa teneur en amidon est d'autant moins importante que le fruit est plus mûr. C'est un fruit riche en glucides (20 à 25 %). 100 g de bananes fraîches fournissent 75 calories.

Elles apportent en outre des sels minéraux (phosphore, calcium) et vitamine C principalement.

- La papaye contient beaucoup d'eau. Elle est riche en vitamine A, C et D et en calcium. Elle contient des ferments (papaïne) qui facilitent la digestion. De plus, elle est curative des gastralgies[34], diarrhées et dysenteries[35].
- La goyave d'origine d'Amérique du Sud, verte, a un goût âpre ; mûre elle est laxative. De plus, elle est riche en calcium, en fer, en vitamine A et très riche en vitamine C.
- La mangue de chair rude et filandreuse est riche en vitamine A et très riche en vitamine C.

---

34 *Gastralgie* : vive douleur, localisée au niveau de l'estomac.

35 *Dysenterie* : forte diarrhée infectieuse, souvent teintée de sang.

Au Tchad, l'habitude de manger le fruit en dessert est quasi inexistante. Or les fruits et les légumes représentent une source précieuse en vitamines et en sels minéraux, et qu'ils sont tout particulièrement essentiels pour l'apport en vitamine C, en vitamine A et en fer.

♦ Les aliments cuits sont moins riches en vitamine C que les aliments crus.

♦ Il est donc recommandé de manger au moins un fruit ou un légume par jour.

♦ Une campagne d'éducation populaire s'appuyant sur la recommandation de l'Organisation Mondiale de la Santé (l'OMS) initiée en 2003 et actualisée en 2019 mettant en évidence l'intérêt des fruits serait nécessaire pour remédier à une consommation insuffisante et irrégulière.

En effet, « dans le cadre d'une alimentation saine pauvre en graisse, en sucre et en sodium l'OMS suggère de consommer 400 g de fruits et légumes par jour pour améliorer la santé en général et réduire le risque de certaines maladies non transmissibles comme le cancer, les maladies cardiovasculaires, l'obésité, le diabète ». (Source : *Recommandation OMS alimentation.* En ligne).

♦ Il est bon d'encourager la plantation d'arbres fruitiers et leur consommation et non seulement pour leur apport en numéraire.

Pour avoir des fruits toute l'année, il conviendrait de développer la culture et l'entretien des arbres fruitiers améliorés par la greffe qu'on trouve actuellement à la Station Agronomique de Bébidja.

Pour les arbres et arbustes fruitiers à croissance la plus rapide :

♦ Les agrumes (oranger, mandarinier, citronnier, pamplemoussier)

♦ Le figuier

Autres arbres et arbustes fruitiers importés :

♦ Bananier

♦ Goyavier

♦ Manguier d'origine tropical qui, amélioré par la greffe, est de plus en plus répandu

♦ Papayer

Parmi les arbres et arbustes fruitiers antiques :

♦ Figuier sauvage (*Parkia africana)* et figuier de la savane (*Ficus vallis chaudac)* qu'il conviendrait de les améliorer en les greffant avec le figuier importé

♦ Jujubier : (*Ziziphus mauritania*)

♦ Karité : (*Butyrospenum parkii*)

♦ Néflier : (*Diospiros mespiliformis*)

♦ Néré : (*Parkia filikoidea*)

♦ Tamarinier : (*Tamarindus indicas*)

♦ Vigne sauvage : appelée aussi lambrusque (l*ambrusca),* a cultivé pour ses fruits en grappes → raisin de table. On pourrait la greffer avec la vigne importée pour avoir encore de meilleurs fruits.

Autres arbres et arbustes fruitiers antiques non identifiés en français. Nous donnons le nom scientifique précédé de l'appellation en langue ngàmbáye parlée au Tchad comme langue véhiculaire :

♦ Gòírō [*Vitex simplicifolia*]

♦ Kàyā : [Cordi *Africana*]

♦ Kōl : [*Ficus Glumosa*]

♦ Kúdū: [*Detarium microcarpum*]

♦ Lóbē: [*Sclerocarya birrea*]

♦ Mīn : *[Vitex domiano]*

♦ Tídī: [*Ximenia Americana*]

Soulignons que ces arbres fruitiers peuvent faire l'objet d'une plantation dans un verger ou dans leur milieu naturel. Tout le monde peut planter des arbres fruitiers antiques pour sauver certains qui sont en voie de disparition. Ils peuvent aussi être plantés à chaque naissance.

Nous encourageons vivement à manger tous les jours un fruit ou un légume. Car ils sont riches en vitamines, en minéraux, en fibres, et ils sont protecteurs de certaines maladies.

Chapitre III – Production alimentaire disponible

Grâce à sa superficie agricole et aux ressources de l'élevage et de la pêche, le Tchad possède une disponibilité alimentaire théorique que l'on peut présumer satisfaisante pour couvrir les besoins impérieux de la nourriture de la population.

Afin d'apprécier cette disponibilité, estimée dans le domaine agricole par le rapport de PAM (Programme Alimentaire Mondial) en 2019 et pour la partie animale par la *Note d'information sur l'élevage des ovins et caprins au Tchad* de D. Noudjialbaye et par le livre de Hadiza Kari Fougou et J. Lemoalle, *Le Tchad des lacs - Les zones humides sahéliennes au défi du changement global,* IRD éditions, Marseille, 2019, il est nécessaire d'analyser si l'équilibre est réalisé d'une part entre la production nationale complétée par les importations et d'autre part les besoins alimentaires de la population.

Avant de comparer la disponibilité théorique aux besoins de la population, il est nécessaire de définir la quantité de la ration journalière qu'un individu moyen doit manger pour maintenir son poids et sa santé pour mener ses activités physiques et intellectuelles dans des conditions normales.

QUANTITÉ D'ALIMENTS PROPOSÉE

Étant donné des habitudes alimentaires et le besoin de rééquilibrer le rapport des groupes d'aliments entre eux, nous proposons pour un individu moyen les quantités suivantes qui, rassemblées dans un plan hebdomadaire, permettent de satisfaire les besoins nutritionnels et se prêtent à une utilisation culinaire familiale.

Tableau 3

Type d'aliments proposés

En gramme	Ration quotidienne	Ration hebdomadaire
Céréales	366	2562
Tubercules	187	1309
Graines oléagineuses :		
• Graines de sésame	106	742
• Arachides	200	1400
Huile	25	175
Légumes secs (genre haricot)	100	700
Légumes frais	250	1750
Fruits frais	100	700
Viande (viande, volailles)	150	1050
Poisson (frais ou sèche ou fumé)	150	1050
Œufs	50	350
Lait	50	350
Sucre	20	140

Les quantités d'aliments proposées représentent en gramme le poids brut des aliments tels qu'ils sont achetés, c'est à dire avant le triage, l'épluchage, le nettoyage, etc.

Sans nul doute la ration n'est pas facile à établir, par ce qu'il varie avec chaque personne.

Il est vrai aussi que dans la pratique la mère de famille tchadienne ne pèse pas les quantités d'aliments qu'elle prépare ; par conséquent elle ne dispose pas de mesure. Il faut donc qu'elle prenne l'habitude de convertir les quantités exprimées en grammes en mesures simples en usage dans le milieu (calebasse, cuvette, kārmbī[36], koro[37], louche, poignée...). Voir les mesures en annexe 3.

En s'appuyant sur ce type d'alimentation proposé, il est possible de prévoir les quantités nécessaires à mettre à la disposition de la population, pour une année, les quantités qui représenteront dans la mesure du possible un objectif de la production nationale.

36 *Kārmbī* : petite calebasse emmanchée d'un long col qui sert de mesure ou de cuillère à manger la bouillie, calebasse en cuillère.

37 *Koro* : récipient métallique de 2 kg environ que les commerçants utilisent pour mesurer les grains, la farine, le sucre en poudre.

Dans le tableau ci-dessus :

- Nous parlerons, dans la colonne 1, des besoins alimentaires en millier de tonnes par an ;
- Dans la colonne 2, nous indiquerons ce dont le pays dispose en millier de tonnes.

Dans le cadre de cette étude, nous classerons les groupes d'aliments selon les directives proposées par l'Organisation des Nations Unies pour l'alimentation et l'Agriculture (FAO) pour l'établissement des bilans alimentaires adoptées par le Comité permanent Inter-état de Lutte contre la Sécheresse dans le Sahel (CILSS) dans son rapport en 2004.

Tableau : 4

Disponibilités consommables et besoins de la population

Postes	Besoins	Disponibilités consommables	Observation
Population en 2020 : estimation : **16.243.513**			
Céréales	2610471	2541113	Rapport agriculture
Légumineuses sèches (haricot)	?	158594	Production locale moins pertes diverses évaluées
Racines et tubercules	937971	565612	à 15 % sans les importations
Graines oléagineuses :			
• Sésame	?	226090	
• Arachides	?	94926	
Légumes frais	?	15900	
Fruits frais crus	?	14700	
Viande	66000	64000	Chasse et cueillette ne
Poissons	69419	84000	sont pas prises en
Huiles végétales	24480	23520	compte
Œufs	30324088	45486132	Huile d'arachides
Lait	603212	618855	
Sucre	130000	49000	

Ce tableau appelle trois remarques :

1. Les produits figurants dans ce tableau sont de la production locale, il n'est pas tenu compte des importations qui seront seulement signalées, sans s'étendre, dans l'analyse particulière dans chacune des parties qui se suivent dans le livre.
2. La disponibilité consommable correspond à la production brute après déduction des pertes diverses et des semences.
3. Ces estimations sont des données qu'il faut manier avec prudence car elles ne traduisent pas toujours les réalités du jour.

LES CÉRÉALES

Dans les cinq dernières années, la production des céréales a connu une hausse significative (3021973 tonnes en 2018/2019 et 2967875 tonnes en 2019/2020). Après déduction pour les semences, pertes de stockage et transformation de paddy en riz décortiqué, on obtient une moyenne de consommation individuelle annuelle de 159 kg par an de céréales égale à la norme officielle des besoins céréaliers annuels pour le Tchad qui est de 159 kg par an et par personne. En ajoutant les importations, estimées à 76110 tonnes de farine et le riz à 6572 tonnes et l'aide alimentaire de 3500 tonnes par an, la consommation céréalière serait de 162 kg par personne par an au delà de la norme officielle et couvriraient les besoins en céréales.

Les céréales enrichissent la disponibilité calorique des aliments, ils fournissent aussi un apport de protéines végétales de bonne qualité et des vitamines du groupe B.

On pourrait penser que l'augmentation importante de la production des céréales, ces cinq dernières années, que le Tchad ne connaît pas de problème céréalier, mais une étude de la consommation par province fait apparaître un grave problème de déséquilibre. En effet, en 2019, le Kanem, le Barh-El-Gazel, le Hadjer-Lamis et le Logone oriental présentent des déficits de 9 %, 10,7 %, 23,4 % et 2 % respectivement, comparés à la moyenne de ces derniers quinquennats. Dans les régions pauvres en céréales, pour ne parler que des moins favorisées, citons le Kanem, le Biltine, le Guera, le Batha au centre et le BET (Borkou-Ennedi-Tibesti) au nord du pays.

On peut juger que les importations céréalières et l'aide alimentaire serviront à combler les carences céréalières de ces provinces défavorisées, mais des facteurs limitants comme la faiblesse du pouvoir d'achat des populations de ces provinces ne leur permet pas de rétablir l'équilibre alimentaire par l'achat de céréales.

Selon l'enquête de SMIAR (Système Mondial d'Information et d'Alerte Rapide sur l'alimentation et l'agriculture), 2020, étude sérieuse faite sur le terrain, révèle, au plan national, l'irrégularité de la répartition céréalière. En effet, d'après cette enquête l'insécurité alimentaire affecte 44,2 % de la population dont 64 % vivent en dessous du seuil de pauvreté. « Les couches les plus vulnérables, souligne l'enquête, sont les enfants, les femmes et les personnes âgées. Ces couches nécessitent une assistance humanitaire y compris alimentaire et de renforcement de la nutrition, de la santé, des moyens d'existence et des capacités de résilience. » Toujours d'après cette enquête la prévalence maigreur des femmes est de 23,4 %. Pourtant les marchés sont approvisionnés par les récoltes et les stocks des commerçants, mais les prix sont élevés sur la plupart des marchés de sorte que le pouvoir d'achat dont disposent les ménages ne leur permet pas d'en acheter.

Seule la moitié de la population assure trois repas par jours.

Tableau : 5

Nombre de repas par jour

Repas (nombre)	Adultes	Enfants et adolescents
1	13,70 %	13,30 %
2	34,90 %	34,70 %
3	51,40 %	52,00 %

Source : ENENAT (Enquête nationale sur l'état nutritionnel et l'alimentation au Tchad)

En résumé, si la disposition céréalière semble normale à travers les statistiques des Services de la Division Statistique Agricole (DSA), et compte tenu des importations, il n'en reste pas moins que, grâce à une commercialisation structurée et une éducation nutritionnelle rudimentaire, qui permettrait de revaloriser l'utilisation des céréales dans les familles, cette production pourrait avoir une intensité et une efficacité beaucoup plus grandes. Il faudrait d'ailleurs pouvoir envisager le temps où le Tchad seul arrivera à satisfaire les besoins céréaliers de sa population sur tout le territoire.

À l'étude, la production céréalière actuelle se révèle insuffisante pour la population estimée à 16243513 en 2020. Il ne semble pas possible de diminuer la quantité des céréales consommée dans les provinces privilégiées pour les provinces défavorisées. Sachant que le Tchad dans sa totalité est un pays à risque.

Pour mettre à la disposition de ces populations les céréales nécessaires, trois solutions paraissent essentielles :

- Développer leur culture et leur consommation dans le temps et l'espace
- Rendre l'environnement favorable à la production céréalière
- Renforcer le système de contrôle des prix des céréales sur les marchés toute l'année.

Tableau : 6

Évolution de la production céréalière (tonnes)

	Mil	Sorgho	Maïs	Riz	Berbère	Blé	Total
Prévision 2019/2020	704826	946250	437588	274930	602378	1898	2967871
218/2019	756616	987558	437898	259540	578562	1798	3021973
Moy 5ans	685808	936393	392115	265677	481256	1437	276746
Var2019% 2018	-7,00 %	-4,00 %	0,00 %	6,00 %	4,00 %	6,00 %	-2,00 %
Var 2019 % Moy 5 ans	3,00 %	1,00 %	12,00 %	3,00 %	25,00 %	30,00 %	7,00 %

Source : DSA, 2019 (En ligne).

LES TUBERCULES

La production des tubercules est moins importante, elle s'élève à (moyenne des 5 dernières années) 472893 tonnes, et ne permet pas à la population tchadienne de disposer de 357 kg par personne et par an, qui est la moyenne officielle des besoins des tubercules. Cette très faible disponibilité ne permet pas de couvrir les besoins en calories mais elle présente à la fois la richesse et la pauvreté de l'équilibre alimentaire du pays :

- Richesse puisque les tubercules comprennent un apport glucide important, un taux élevé de sels minéraux (calcium et fer) et une quantité appréciable de vitamine B1 et C.
- Pauvreté puisque l'apport en vitamine B2 est insuffisant mais plus encore par la pauvreté des tubercules en protéines qui risque d'engendrer un grave déséquilibre alimentaire.

Certes, les tubercules enrichissent la disponibilité calorique mais à l'opposé des céréales, il faut les enrichir de légumineuses riches en lysine[38] pour obtenir un régime équilibré.

D'après les études faites actuellement il semble que les tubercules sont les parents pauvres de la culture alimentaire au Tchad. Ils représentent l'un des groupes alimentaires dont la quantité est insuffisante sur tout le territoire national. Cette insuffisance montre que la culture n'est pas assez pratiquée.
Or, les tubercules jouent un rôle déterminant dans la stratégie de sécurité alimentaire. Ils constituent une denrée alternative aux déficits alimentaires de plus en plus récurrents de ces dernières années, particulièrement au moment de la soudure qui se situe entre juillet et août. Il faut lui donner sa place dans l'échiquier agricole pour sauver des vies.

En se référant aux études menées sur ce sujet, nous constatons que la culture des tubercules est concentrée dans la zone soudanienne ; il faut noter cependant qu'actuellement elle s'étend de plus en plus dans la partie septentrionale du pays, principalement dans la partie centrale : Kanem, Lac, Guéra, Salamat.

38 *Lysine* : constituant essentiel des protéines

Cette progression de la culture des tubercules, dont le rythme est modéré que l'accroissement de la population (3,2 % par an) tend à augmenter le taux de la consommation de ces produits au Tchad. Certes, les tubercules ne peuvent servir seuls d'aliment de base sans créer de graves déséquilibres alimentaires, mais associés à des aliments riches en protides et en lipides, ils participent à une alimentation équilibrée. C'est pourquoi leur extension semble fort souhaitable, tout en valorisant certains produits vivriers plus efficaces sur le plan alimentaire.

En conclusion, la culture des tubercules devrait donc être encouragée mais sans qu'elle se substitue à celle des céréales. Par ce que les céréales fournissent un apport de protéines végétales de bonne qualité et de vitamines du groupe B. La culture des tubercules ne devrait pas dépasser un tiers de celle de céréales et sous réserve de pratiquer la culture d'une superficie égale en haricots, arachides, oseilles et toutes sortes de légumineuses.

Tableau : 7

Évaluation de la production des racines et tubercules (tonnes)

Campagne/spéculation	Manioc	Patate douce	Taro	Total
Prév. 2019-220	305791	232272	27549	565612
2018-2019	284307	255447	21055	560809
Moyenne 5ans	272212	190059	17622	472896
Var. 2019 % 2018	8,00 %	-9,00 %	31,00 %	1,00 %
Var. 2019 % Moy.	12,00 %	22,00 %	56,00 %	18,00 %

Source : D.S.A d'après F.A.O/O.N.U, 2019. (En ligne).

LES ALIMENTS RICHES EN PROTÉINES

1. Les graines légumineuses

Au Tchad, la sécurité alimentaire est subordonnée à la production céréalière. Cependant, les apports en protéines d'origine végétale sont tout aussi importants à l'alimentation des êtres humains. En effet, les légumes secs sont d'excellentes supplémentations aux aliments de base pour obtenir un régime équilibré.

La production des légumineuses est estimée à 158 594 tonnes, contre 151 932 tonnes l'année dernière et 119 825 tonnes en moyenne pour les 5 dernières années (PAM, 2020). et de niébé (*mìnjì*) exclusivement.

On est obligé de constater un terrible déficit pour ce poste qui est représenté par une production inférieure pour couvrir le besoin nutritionnel pour une population estimée à 16 244 513.

Certes, le Tchad produit aussi le pois de terre (*Vigna Subterranea)* mais l'absence de toute statistique permet de penser que leur tonnage est si faible qu'il ne vaut pas la peine d'être mentionné dans les statistiques.

Cette carence est d'autant plus regrettable que la haute teneur des légumes secs en protéines correspond à l'inverse de l'équilibre qu'on rencontre dans les protéines des céréales (richesse en lysine, pauvreté en méthionine).

De plus il faut souligner leurs ressources minérales importantes en calcium et en fer, et leur apport appréciable en vitamines B et PP.

Il faut donc développer sa culture et sa consommation à l'échelle nationale.

2. Les graines oléagineuses

Les graines oléagineuses jouent un rôle important dans les régimes alimentaires tchadiens à cause de leurs protéines ; elles constituent une bonne association avec les plats de céréales.

Consommées sous forme de graine ou de pâte, les graines oléagineuses trouvent leur source au pays même. Leur production est surtout dans la zone soudanienne du pays ; il faut noter la production de sésame au lac Fitri. Néanmoins la couverture des autres zones non productrices est satisfaisante.

Là encore il serait nécessaire de développer activement la culture des arachides dont les produits servent à l'alimentation et de sésame et de rationaliser la répartition dans tout le pays.

Tout en étant une graine oléagineuse, la graine de Karité, d'intérêt exclusivement lipidique[39], est traitée dans le chapitre des matières grasses.

Tableau : 8

Évaluation de production des oléagineux (tonnes)

Année/Variation	Arachide	Sésame	Total oléagineux
Prév. 2019-2020	914927	226090	1141017
2018-2019	892940	172539	1066479
Moyenne 5 ans	839737	158275	998012
Var. 2019 % 2018	2,00 %	31,00 %	7,00 %
Var. 2019 % Moy. 5ans	9,00 %	43,00 %	14,00 %

Source : D.S.A d'après FA.O/O.N.U, 2019. (En ligne).

39 *Lipidique :* relatif aux lipides c'est-à-dire au corps gras contenu dans l'amande. Élément indispensable à l'alimentation humaine.

LES MATIÈRES GRASSES

Les matières grasses utilisées au Tchad sont constituées en majorité par les produits extraits des graines oléagineuses.

On estime à 12960 tonnes d'huile végétale fabriquée à l'huilerie-savonnerie de Moundou (Logone occidentale) en 2019/2020 (APA News, 2019). Cette production provient de trois pôles des oléagineux :

- la graine de coton,
- l'arachide,
- le karité.

Les autres productions ne seront considérées que du point de vue local comme appoint alimentaire et nutritionnel.

Ainsi les graines de courge, particulièrement dans les deux Logone, représentent un apport alimentaire et nutritionnel important. Elles ont un rôle non négligeable dans l'équilibre nutritionnel.

Ce produit étant récolté et utilisé à l'échelon familial, ce qui rend impossible toute évaluation.

De nos jours, l'huile végétale consommée au Tchad est d'origine artisanale, elle est fabriquée soit par les femmes au village (arachide, karité) soit par les artisans des villes (arachide surtout et un peu de sésame) avec les meules à chameaux le plus souvent.

L'huile de karité est appréciée, et parfois considérée comme un produit extra, de qualité supérieure.

Elle est prisée non seulement pour ses vertus culinaires mais aussi cosmétiques.

La noix de karité reste la meilleure source de vitamine A (4290 unités pour 100 g de noix de karité).

L'huile de sésame est appréciée pour ses vertus alimentaires, mais aussi thérapeutiques et cosmétiques.

Aujourd'hui le marché tchadien est approvisionné par trois sources :

- par la fabrication artisanale
- la fabrication industrielle,
- et l'importation.

Il faut souligner que les importations intéressent surtout le marché de N'Djamena et sont pratiquement négligeables en zone sud, le centre-est, dans la région de Bokoro, Mongo et Ati.

En proposant une consommation individuelle de 25 g d'huile par jour, correspondant à la fois aux besoins alimentaires et culinaires, on obtiendrait une nécessité de production de 29630 tonnes pour 2020, ce qui est manifestement très inférieur à la consommation de la population. Il y a certes la production familiale, mais les produits de cueillette utilisés sur le plan familial sont difficiles à chiffrer.

En conclusion, on peut dire que la population tchadienne arrive à satisfaire presque tous ses besoins en matières grasses, à l'aide de sa production et au complément de l'importation.

LÉGUMES ET FRUITS

Les légumes

Les légumes frais feront l'objet d'une étude beaucoup plus brève étant donné les difficultés à obtenir les documents ou sont contradictoires, pas du tout fiables lorsqu'ils existent sur leur production. Les services de l'agriculture ont fait porter leur effort jusqu'à une date récente sur l'extension des cultures vivrières du groupe des céréales et des tubercules et surtout sur les cultures industrielles (coton et arachide). Les produits d'horticulture sont restés l'apanage d'un groupe beaucoup plus restreint :

- quelques maraîchers, soucieux de ravitailler des expatriés européens des centres urbains, produisent des légumes dont la consommation était encore presque inconnue en milieu tchadien (carottes, salades, choux, navet...)
- les femmes cultivent leur petit jardin près de la case pour obtenir quelques légumes nécessaires à la préparation des sauces familiales (aubergine, gombo, oseille, piment...) afin de vivre au maximum en autoconsommation.
- quelques jardiniers produisent ces mêmes légumes pour les mettre à la disposition des ménagères sur les marchés des grands centres.

Aujourd'hui l'horticulture vivrière n'est plus considérée comme une culture de second réservée à un groupe de personnes déterminé. Elle est devenue une culture de rente[40] qui intéresse de plus en plus de monde. C'est ainsi que même les jeunes s'y investissent en tenant au bout de bras, de sorte que la production a considérablement augmenté ces 5 dernières années.

Les marchés sont assez bien approvisionnés par les horticulteurs en légumes frais (aubergine, tomate, gombo, oignon, piment, salade...). Cependant on constate sur les marchés une tendance à la hausse des prix.

L'enquête sur l'évolution des prix des produits vivriers sur les marchés réalisée par notre informateur cite l'exemple du marché quotidien réalisé par une ménagère N'Djamencise[41] responsable d'une famille de six personnes :

Tableau : 9

Évolution des prix des produits vivriers sur les marchés

Produits vivriers	Mesure	Prix
Aubergine	1 koro[42]	400 fcfa[43]
Gombos secs	1 koro	500 fcfa
Graines de néré fermentées (*Ndín)*	1 koro	4000 fcfa
oignons	1 tas (4 ou 5 oignons)	100 fcfa
Mil	1 koro	500 fcfa
Poissons fumés	1 tas	500 fcfa
Riz	1 koro	1000 fcfa
Tomates	1 koro	500 fcfa

Source : Enquête sur le terrain, janvier 2021

Il faut préciser que l'importance du tas dépend de la saison, de l'heure de l'achat, etc. En fait, l'anarchie que représentent la production et ensuite la commercialisation des produits de maraîchage les met

40 *Culture de rente* : culture dont les produits sont commercialisés et ne sont pas consommés par les paysans.

41 *N'Djamenoise* : native ou habitante de N'Djamena.

42 *1 koro/coro* correspond à environ 2 kg.

43 *F.C.F.A* : Franc des colonies françaises d'Afrique. Il est aujourd'hui baptisé Franc de la Communauté financière africaine.

bien souvent hors de portée des possibilités des ménagères. Une solution de facilité a été trouvée en ce qui concerne les tomates que trop souvent les ménagères les remplacent dans les sauces par les tomates séchées sans aucune valeur nutritionnelle.

Le gouvernement est intervenu pour abaisser les prix des denrées alimentaires de première nécessité. Mais, malgré cela, on constate que le prix sur les marchés est en constance hausse, ce qui permet de mettre en question l'efficacité de la mesure gouvernementale.

Or le marché est la principale source d'aliments pour bon nombre de populations urbaines. Face à la persistance des prix, les ménagères ont trouvé une solution en ce qui concerne les légumes frais en réduisant la consommation moyenne par personne et par jour de 60 à 70 g de légumes.

Il ne reste qu'à souhaiter qu'un effort soit fait pour organiser un marché qui tienne compte du pouvoir d'achat de la population tchadienne.

Les fruits

Malgré le développement galopant des vergers autour des principales villes et dans certains villages, on ne possède aucun document sur la production de fruits.

La consommation des fruits paraît inexistante. Il est vrai que les habitudes alimentaires font que les adultes attachent très peu d'importance à la consommation des fruits qui est réservée plutôt aux enfants qui les consomment en dehors des repas comme matefaim.

Or, si on se réfère à la définition de l'Association Jardin Partagé AOC[44] (2016), le fruit est un aliment végétal plus ou moins sucré, généralement consommé en dessert. Par ailleurs l'OMS et la FAO le considèrent comme très riche en nutriment dans l'alimentation. Il faudrait donc encourager la consommation des fruits, au moins un fruit cru au cours des repas surtout chaque jour ; une mangue, une goyave, une orange apportent dans la journée une ration de sécurité en vitamine C. Pour ce faire, une éducation de la population en mettant l'accent sur le bienfait des fruits serait bien utile.

---

44 A.O.C : Appellation d'origine contrôlée.

En conclusion, les fruits et les légumes restent la source de vitamines et de sels minéraux. Leur consommation permettra à la population d'avoir une alimentation équilibrée. Pour cela il faudrait accroître leur production suivant les possibilités provinciales pour que les populations y aient accès à tous moments et en tous lieux.

LA PRODUCTION ANIMALE

Il est difficile de faire un bilan de la production animale disponible actuellement au Tchad malgré la documentation fournie par plusieurs rapports. Les données dans ce domaine sont non exhaustives et anciennes. Avec la troisième place qu'occupe le Tchad en matière d'élevage dans la sous-région, on peut penser que la couverture des besoins en protéines animales de la population est satisfaisante. Cette couverture atteint à peine la moyenne de recommandation.

Tableau : 10 – La production animale

Disponibilités :		Grammes/Ind./Jour :	Besoins	
Quantité	Protéines		Quantité	Protéines
		VIANDE		
32,10	3,89			
		(- de boucherie	61	7,6
4,4	0,6	(- abats		
29	21	- volailles		
27,5	3,8	- chasse et cueillette[45]	?	?
		POISSON.		
		- frais de lac	50	1,6
55,3	2,8	- frais des fleuves et plaines		
		- secs et fumés		
			37	1
10	0,1	ŒUFS		
			49	1,6
6,2	0,15	PRODUIT LAITIER		
		CONSERVES		
0,4 ?	0,3		–	–
1	0,2	- de viande	–	
		- de poisson		

Étant donné du fait que le poisson, malheureusement les captures sont faibles à cause de changement climatique et les prix instables sur les marchés, restera la source secondaire des protéines animales. Il semble que l'on puisse, avec un optimisme raisonnable, proposé une consommation moyenne par personne et par jour de 18 kg de viande, correspondant a un apport annuel de protéines de 7,6 g environ. Ce

45 Il est important de préciser que l'on ne peut pas comptabiliser les produits de chasse et de cueillette dans les disponibilités d'avenir ; ils demeurent, certes, comme un appoint en protéines qui sera toujours appréciable, la ration étant établie selon des normes minimum.

point de vue occasionnerait un besoin annuel global de 288859 tonnes de viande si on accepte comme ressource effective les 163859 tonnes de chasse et de cueillette, se décompose comme suit :

– Bovins :	87000
– Caprins et ovins :	30000
– Porcins :	1000
– Volaille :	7000
– Chasse et cueillette :	163859
Total :	288859 tonnes

Pour cet aliment, d'après les services responsables, la situation est optimiste ; bovins, ovins, caprins, volaille et la production laitière couvriraient 5/6 des besoins de la population en protéines animales.

Les projets de développement envisagés modifieront fortement cette production dans les 10 ans à venir afin de répondre à la demande accrue que représente l'accroissement de la population.

Il est difficile de chiffrer les ressources du pays en volaille. Les données statistiques dont on dispose ne sont que des estimations qui datent de plusieurs années. Une partie importante de cet élevage est consommée soit par le producteur et sa famille, soit par les habitants du village. Toutefois, l'aviculture est un secteur en plein essor, l'adaptation aux conditions du pays et l'élevage rationnel permettent d'accroire rapidement la production des poulets et des œufs.

Il est nécessaire de doubler la production locale des œufs frais.

La chasse et la cueillette sont estimées à 163859 tonnes (FAO/ONU : *Perspective Monde*. En ligne) ce qui apporte à la population autant en poids de produits d'origine animale que toutes les autres ressources en viande déjà mentionnées.

Naguère cette origine de protéine animale était un excellent complément protéique, malheureusement on doit envisager la disparition progressive de cette disponibilité dont on ne peut tenir compte dans les objectives de consommation proposée, même si FAO/ONU prévoit dans *Perspective monde 2019,* sa production en 2025 de 190047 tonnes. En effet, le gibier tend à disparaître du fait de la chasse elle-même et du nombre croissant de consommateurs. La deuxième raison est liée à l'épidémie récente d'*Ebola*, dont l'origine est associée à la consommation de produit de chasse (FAO, 2015). La troisième cause est liée à la place que l'Union européenne lui accorde dans sa nouvelle stratégie de conservation de la faune en Afrique (Commission européenne, 2014).

Le premier élément conduit à une diminution de cette ressource.

Les deux derniers ont porté un coup à la consommation des viandes de brousse comme au constat de manque des données statistiques récentes.

Il reste donc que les 125000 tonnes de viande nécessaires à la satisfaction des besoins nutritionnels de la population en 2021 devront à l'avenir être fournies de plus en plus par la viande de boucherie et de volaille, ces produits se substituant progressivement à ceux de la chasse et de cueillette. D'où l'importance vitale du plan national de développement de l'élevage transhumant et le petit élevage traditionnel sédentaire afin d'augmenter durablement la production animale afin de répondre aux besoins de la population.

Jadis le Tchad était le cinquième producteur de poisson de l'Afrique intertropicale au même titre que le Mali (P. Courty et P. Duran, 1968). Le poisson offrait donc plus de possibilités comme source de protéine animale. Aujourd'hui, on doit envisager une diminution croissante de cette ressource. En effet, le poisson se raréfie dans les eaux à cause des sécheresses des années 1970-1980 et le changement climatique.

Le Tchad est un pays continental, son réseau hydrographie est composé de deux grands ensembles qui sont le Logone-Chari et les plaines inondées, et les lacs dont le plus important est le lac Tchad. La superficie de ce dernier a été réduite par les différentes sécheresses que le pays a connues à un niveau bas de 2500 km². Du coup, il est de moins en moins poissonneux. Il y a bien d'autres lacs dont les principaux sont : le lac Fitri (420 km²), le lac Yro (200 km²), les lacs de dépressions Toubouri (55 km²), les lacs de Léré (42 km²) et Tréné (12 km²) mais ils sont sérieusement menacés d'ensablement (FAO, 2019). Quant aux plaines et les cours d'eau, certains sont complètement asséchés, donc plus de poissons. Bref, l'avenir de la pêche est incertain.

La situation actuelle est loin d'être satisfaisante.

La consommation du poisson étant réduite à un minimum raisonnable par les familles défavorisées d'un pouvoir d'achat suffisant. En effet, le prix du poisson frais est surévalué ; il n'est acheté que par les consommateurs disposant des revenus. Les défavorisés n'effectuent de tels achats qu'une fois par mois. Par contre, ils achètent des brisures de poisson séché ou fumé impossibles à écouler, vendues en petite quantité pour servir de condiments.

Vu la production actuelle de poisson et son prix, il est indispensable de satisfaire les besoins en protéines par une quantité en viande, qui, sous quelque forme que ce soit, exprimée en quantité équivalente en viande fraîche, correspond à 50 g par personne et par jour.

À ce besoin estimé, pour l'ensemble de la population en 2020 à 285000 tonnes répondant à une disponibilité de 69419 tonnes. Il faut souligner que le Tchad n'importe pas de poisson frais ni de poisson sec ni fumé. En revanche les conserves de poisson sont importées pour la consommation des populations urbaines aisées.

Il faut reconnaître que malgré la disponibilité de 69419 tonnes, l'objectif de consommation proposée est loin d'être atteint.

Les possibilités de développement de la pisciculture, introduit au Tchad dans les années 1970, sont heureusement susceptibles d'un accroissement important. Il faut les encourager.

La répartition familiale de cette disponibilité en protéines animales accentue encore le déséquilibre provoqué par son insuffisance. Si les familles aisées peuvent consacrer une partie de leur revenu à l'achat d'aliments riches en protéines dont les enfants, même les plus petits profitent, il n'en est pas de même dans l'ensemble de la population.

Autour d'un repas familial qui contient déjà trop peu de viande ou de poisson pour satisfaire le besoin des consommateurs, l'enfant n'a pas droit, ou très peu seulement, à la partie noble du repas qui est surtout consacrée au chef de famille. Pourtant le besoin protéique de l'enfant est plus élevé que celui d'un adulte comparativement à son poids et à son activité ; d'où résulte une carence protéique qui se traduit encore trop fréquemment chez les sujets jeunes par le kwashiorkor[46].

Nous ne disposons pas des chiffres couvrant la totalité de la production de *lait* local. On estime à 277290 tonnes auquel il faut ajouter une importation de 7000 tonnes. Les produits importés sont : de

46 *Kwashiorkor* : Mot originaire du Ghana qui signifierait « maladie frappant un petit qui vient d'avoir un petit frère ou une petite sœur » (H.Agbessi Dos-Santos et M. Damon, 1987) En réalité c'est une maladie due à une carence protéique chez les enfants de un an à trois ans. Il est souvent déclenché par une maladie infectieuse qui rend grave l'insuffisance en protéine du régime alimentaire. Le kwashiorkor se manifeste par l'œdème aux pieds, aux chevilles, le visage, l'enfant est gonflé ; arrêt de croissance se traduisant par la perte de poids, le manque d'appétit, etc.

la poudre de lait, du lait concentré, du beurre pasteurisé et des fromages divers. Une part importante de la production locale est consommée par le producteur lui-même et sa famille. Le reste est vendu par les femmes des éleveurs aux habitants des villages voisins et dans les centres urbains sous forme de lait frais *(halib*, en arabe tchadien). Le lait est aussi transformé artisanalement sous forme de lait fermenté (*rayeb*), lait fermenté écrémé (*rouaba*), le beurre liquide (*dihin bagard)* et le beurre fermier solide *(zibda)*.

Aujourd'hui, le lait et les produits locaux sont valorisés à travers la commercialisation directe par les fermes d'éleveurs, les bars laitiers et les fromagers qui collectent le lait et le transforment. On trouve aussi au marché quelques transformations (fromages, yaourts, etc.), en utilisant du lait reconstitué à partir de poudre importée. Faut-il dire, le lait en poudre utilisé dans les transformations est dépourvu de vitamine A. Bref, les produits laitiers consommés actuellement au Tchad sont d'origine artisanale.

Selon le rapport d'évaluation de PASEP (Projet d'Appui au Système d'Élevage Pastoral) les besoins en lait ne sont couverts qu'à raison de 50 %. En effet, les mécanismes de production laitière, souvent traditionnels, ne permettent pas de couvrir les besoins d'une population, en constante croissance démographie et estimé à 16244513 habitants.

Il faut espérer que les plans de développement de l'élevage mis en action permettront un jour une production laitière nécessaire et suffisante pour répondre aux besoins de la population.

Recommandation pour 2025

Production pour une population de 18775567 habitants[47] (tonnes)

Tableau : 11

PRODUITS	QUANTITÉ
Céréales	4533050[48]
Tubercules	1142737
Arachides	923000
Légumes secs	199151
Légumes frais	122630
Fruits frais	116000
Viande totale	195277
Poisson	120000
Œufs	32489026
Lait	321143
Sucre	475073
Huile	80703

En prenant comme point de départ ces objectifs, on peut conclure à la nécessité d'agir sur la production des catégories d'aliments mentionnés dans le tableau ci-dessus.

Ce projet peut se résumer comme suit :

- Développer la production de berbéré, du maïs, des mils et sorghos. Ils se cultivent facilement, leur rendement est assez élevé et leur taux protéique est de 5 à 8 fois plus que celui des racines et tubercules. Ils sont une source précieuse de protéines et lipides.
- Revaloriser les légumineuses en quantité, en qualité et stabiliser leurs prix parce que leur consommation constitue un apport de protéine et glucide intéressant.

47 Source : ONU-Département des Affaires Économiques et Sociales, Projection de la population du Tchad, 2019.

48 Les chiffres de ce tableau sont tirés de : *Perspective monde, F.A.O/ONU – Université de Sherbrooke,* Québec, Canada, 2019.

- Améliorer et intensifier l'horticulture et l'arboriculture fruitière. Un certain nombre de légumes et fruits importés sont produits. Cependant, il ne faut pas oublier des fruits locaux. Leur production doit être intensifiée et rationalisée pour couvrir l'année entière.
- Revaloriser le riz à demi usiné de production locale de composition supérieure au riz usiné blanchi appauvri d'importation.
- Augmenter la production et la consommation de l'arachide, source précieuse de protéines et de lipides.
- Intensifier l'élevage et surtout le petit élevage familial. L'apport de la viande et des œufs enrichit l'ordinaire de la famille ou peut être en partie vendu.
- Développer la consommation du poisson sous toutes ses formes dans ce pays où il est la plus faible source de protéine animale. D'où l'importance de valoriser la pisciculture.

ALIMENTATION DU NOURRISSON ET DU JEUNE ENFANT

1. L'allaitement maternel

Le lait maternel est, sans discussion possible, le meilleur aliment pour le nourrisson. Il a de nombreux avantages :

- Il a une composition équilibrée.
- Il contient des anticorps maternels qui protègent le nourrisson contre les infections.
- Il est toujours prêt et à température idéale.
- Il est toujours propre.
- Il crée un lien affectif entre la mère et l'enfant.
- Il ne coûte rien.

Outre ses fonctions nutritionnelles, le lait maternel assure au nourrisson des moyens de défense contre certaines maladies.

En dépit des recherches effectuées, on n'a pas pu produire un lait industriel qui présente toutes les qualités du lait maternel.

Pour rappel c'est en 1908 que Maurice Gulgoz, un industriel suisse, a mis au point le premier lait pour bébé fabriqué à partir des sécrétions des bovines pour nourrir les orphelins.

Selon l'UNICEF, les bébés nourris au sein se développent plus harmonieusement et ont plus de chance de survivre. Ceux qui sont privés de lait maternel après la naissance ont peu de chance d'échapper à la mort. Malheureusement, de nos jours, l'usage de biberons se propage au désavantage des nourrissons.

Il peut arriver que la mère soit dans l'impossibilité de nourrir le bébé au sein pour plusieurs raisons : absence de montée laiteuse, intolérance, maladie, abcès, etc. ; elle est alors obligée d'avoir recours à l'alimentation artificielle qui ne doit être que l'exception.

Durée de l'allaitement maternel

Pendant les six premiers mois de nourrisson, le lait maternel suffit à assurer sa croissance. Seule une petite complémentation en aliment apportant de la vitamine C est nécessaire. Le lait maternel même en petite quantité insuffisante est d'une qualité irremplaçable et l'allaitement maternel doit être poursuivi dans la mesure du possible jusqu'à l'âge de deux ans. Toutefois, dès six mois l'alimentation maternelle doit être complétée parce que le lait maternel devient insuffisant.

Tableau : 12
Teneur en nutriments de 100 g de lait maternel
et 100 g de lait de vache

Type de lait	Énergie *(kcal)*	Glucides *(g)*	Protéines *(g)*	Graisse *(g)*	Cal. *(mg)*	Fer *(mg)*	Vit.-A *(ug)*	Folate[49] *(ug)*	Vit.-C *(mg)*
Lait maternel	70	7	1,03	4,6	30	0,02	48	5	5
Lait de vache entier	61	5,4	3,3	3,3	119	0,05	31	5	1

Source : Michael C. Latham, *La nutrition dans les pays en développement*, 2001 (En ligne).

Évolution de l'allaitement

- À l'âge de quatre mois, il faut ajouter quelques aliments sous forme de jus de fruit, par exemple orange, préparé à la maison. Ce jus sera sucré et peut être coupé d'eau bouillante.

---

49 *Folate :* autre nom de la vitamine- B9 appelée aussi « acides foliques » ou « folates » est une vitamine soluble dans l'eau. On la trouve dans le melon, laitue et autres salades vertes, bananes, dattes, figues, haricots verts, courgettes, maïs, concombres, carottes, tomates, lait, fromage, yaourt.

- À l'âge de six mois environ, on commence l'alimentation semi-solide, on utilise la farine des céréales du pays : mils, maïs.

À noter que les bouillies de céréales doivent être préparées avec cinq cuillères à café de farine, 200 g de l'eau chaude, 10 g du lait en poudre écrémé jusqu'à dix mois, 10 g du sucre, et en augmentant avec l'âge.
Tous les laits en poudre (entier ou écrémé), même les moins chers, sont nutritifs
S'il n'est pas possible d'utiliser du lait dans la bouillie, on la prépare à l'eau et les tétées de la journée complètent.
L'enfant doit être habitué à manger ces bouillies à la petite cuillère ou à la petite calebasse en cuillère.

- À l'âge de huit mois, on introduit le *riz* dans l'alimentation de l'enfant

Nous recommandons d'utiliser de préférence la variété de riz « *Maroua* » du pays décortiqué au pilon pour sa qualité gustative et nutritionnelle. Moins le riz est blanchi, plus il a une valeur alimentaire.

- À l'âge de huit mois, l'enfant doit commencer à prendre de vrai repas en plus des tétées, de jus de fruits et des bouillies de céréales.

On introduit la viande, le poisson, les œufs, les légumes qui se substituent peu à peu au lait maternel et industriel.

► <u>Le poisson</u>
Toutes les espèces de poissons ont pratiquement la même valeur protéique.
Dans les villes, il faut, de préférence, utiliser le poisson frais que l'on fera cuire assez rapidement possible.
Dans les campagnes, on peut employer le poisson fumé et séché.

► <u>La viande</u>
Il faut hacher finement la viande de bœuf, de mouton, de porc maigre, de volaille et la mélanger avec des légumes.

► Les œufs

La consommation d'œufs frais est vivement recommandée pour les enfants. Ce devrait être la raison même de l'élevage des poules dans les villages pour produire des œufs destinés, par priorité, aux enfants qui peuvent en manger tous les jours à raison de deux si ceux-ci sont frais.

Ces aliments mélangés avec des légumes seront présentés en purée.

► Les légumes verts

Ils jouent un rôle très important par leur apport en vitamines et cellulose.

Citons-les pour mémoire par ordre décroissant : les carottes, les haricots verts, les tomates et les gombos frais.

► Les tubercules

La consommation des tubercules (igname, manioc, patate douce, taro) d'un enfant demande impérativement leur enrichissement par un aliment protéique.

Il faut souligner que, dans tous les cas, la bouillie doit demeurer prépondérante, primordiale dans l'alimentation des jeunes enfants.

Vers l'âge de douze mois, on doit introduire dans l'alimentation les légumes secs (haricots, pois de terre) en prenant soin d'enlever la peau.

Dans la plupart des cas, on considère que l'alimentation des enfants jusqu'à 18-24 mois doit être distincte de celle de la famille et nécessite une préparation séparée.

Après vingt-quatre mois, il n'y a plus de lait maternel et c'est la période la plus dangereuse pour les jeunes enfants. On peut cependant éviter les drames d'un mauvais sevrage si on donne en priorité aux enfants les aliments énergétiques (bouillie de céréales), protéiques (œufs, viande, poisson) et vitaminiques (jus de fruits, légumes). Pour ce faire, il faut enlever ces nombreux interdits qui concernent souvent les aliments riches en protéines (certaines viandes, certains poissons, œufs) qui frappent les jeunes enfants et mettent leur vie en danger.

Il ne faut pas oublier que l'enfant a besoin d'une alimentation riche en protéines et que ses besoins sont prioritaires par rapport aux adultes.

Tableau : 13

Évolution de l'allaitement de 0 à 24 mois

Âge	Tétée à volonté plus repas			
2-3 mois	1 cuillerée de jus de fruit (orange de préférence)			
4 à 6 mois	1bouillie semi-épaisse préparée avec 5 cuillères à soupe de farine de mil ou de maïs avec un bol de lait en poudre et 2 sucres	2 cuillerées à café de jus de fruit	1 repas complet composé d'un demi-bol de purée de légumes, d'1 ou 2 cuillerées à café de poisson séché ou frais ou de viande bien écrasée ou d'1 jaune d'œuf ou 2 cuillerées à café de pâte d'arachide, ajouter 1 cuillerée à café d'huile, puis donner 1 fruit bien mûr écrasé	Une bouillie à l'eau comme celle donnée à 4 mois
7-8 mois	1 bouillie préparée avec un bol de lait en poudre et 3 cuillerées soupe de farine de maïs, de mil, de riz et 2 morceaux de sucre	2 cuillerées à café de jus de fruit	1 repas complet comme celui donné à 6 mois	1 bouillie préparée à l'eau selon la même proportion que précédemment
9-12 mois	1 bouillie épaisse au lait comme celle donnée à 7-8 mois	4 cuillerées de café de jus de fruit	1 repas complet composé 2 à 3 fois par semaine d'1 sauce, d'1 boule grosse comme le poing préparée avec de la farine de mil, de maïs ou de manioc ou 2 cuillerées de riz ; puis donner 1 fruit mûr écrasé. Les autres jours de la semaine, le repas complet est composé comme celui donné à six mois mais en doublant la dose ; dès 12 mois l'enfant peut manger l'enfant 1 œuf entier	1 repas complet comme celui donné à 6 mois
13-24 mois	1 bouillie épaisse comme celle donnée à 7-8 mois	1Verre de jus de fruit.	1 repas complet comme celui donné à 9-12 mois	1bouillie comme celle donnée à 4-6 mois

Remarques : - le piment est à proscrire dans le repas du jeune enfant.
- les quantités données dans ce tableau sont indicatives et peuvent être augmentées en fonction de l'appétit de l'enfant.

Nous recommandons de façon simplifiée dans le tableau suivant le menu journalier d'un repas équilibré :

Tableau : 14

Menu journalier équilibré d'un repas

Le matin	**Dans la matinée**	**À midi**	**Dans l'après-midi**	**Le soir**
Bouillie de maïs ou de mil + lait et sucre	1 banane douce et 1 poignée d'arachides	Viande ou Poisson ou œuf + légumes écrasés + fruit	Fruit ou Arachides	Bouillie ou Légume + lait

RECETTES CLASSIQUES DE PLATS ET SAUCES TRADITIONNELS

LES PRINCIPALES RECETTES CLASSIQUES

Il est important de distinguer la préparation limitée au plat de résistance, qui constitue l'essentiel de repas, de celle de grand nombre de sauces qui les accompagnent.

Plats de résistance

Les plats de résistance, appelés aussi plat de base, ne varient pas beaucoup. Ils sont soit à base de farine de mil, sorgho, riz ou maïs, soit à base de tubercules : manioc, « cuits dans l'eau bouillante, sans autres ingrédients, même pas le sel » (D.Maïkoubou, 2006). Ils manquent de saveur, de goût. Cependant, ils apportent dans la ration la plus grande de calories. Pour cette raison, on parle d'aliments énergétiques.

Sauces

Le caractère monotone de ces plats de résistance est rompu par la variété des sauces qui constituent la vraie richesse de la cuisine traditionnelle tchadienne. Elles forment sa base en y imprimant leur supériorité. Il existe une très grande variété de sauces. Voici, pour ne citer que les plus représentatives :

♦ **La sauce de calice frais de l'oseille de Guinée**

Composée :
* d'une grande quantité de calices de l'oseille de Guinée ;
* d'huile d'arachide ;
* d'oignons, piment, condiments, sel ;
* d'apport animal ;
* de pâte d'arachide ou sésame, généralement grillée.

♦ **La sauce de calice sec de l'oseille de Guinée**

Même composition que la sauce du calice frais, mais le calice sec vient remplacer le calice frais ; plus aubergine, le plus souvent locale.

◆ **La sauce épaisse et grasse**

Composée :
* de poisson séché ou viande séchée. (Souvent de poisson fumé) ;
* d'huile végétale ;
* de pâte d'arachide ou de sésame, généralement grillée ;
* de condiments, sel.

◆ **La sauce feuilles**

Composée :
* d'une grande quantité de feuilles (haricot, potiron, manioc, gros sésame, oseille de Guinée...) émincées avant d'être ajoutées à la sauce ;
* d'oignon, piment, condiments, sel ;
* de pâte d'arachide ou sésame, généralement grillée ;
* de la viande de bœuf, de mouton ou volaille ou de poisson séché ;
* d'huile d'arachide ou beurre de karité.

◆ **La sauce gombo frais**

Composée :
* de gombos frais en grande quantité ;
* d'oignons, piment, condiments, sel, tomates ;
* d'huile d'arachide ou beurre de karité ;
* de viande de bœuf, mouton, chèvre ou volaille, ou de poisson frais ou sec.

◆ **La sauce gombo sec**

Même composition que la sauce gombo frais, mais la poudre de gombo sec vient remplacer le gombo frais.

◆ **La sauce gluante**

Composée :
* de jeunes feuilles de *hyparrhenia dissoluta* fraîches ou jeunes feuilles de *corchorus aestuants ;*
* d'huile d'arachide ;
* de condiments, sel ;
* d'un apport animal, souvent de poisson fumé.

- **La sauce haricots**

Composée :
* d'une grande quantité de haricots verts fins secs ;
* d'aubergines ;
*apport animal séché ;
* d'huile végétale ;
* farine d'arachide ou de sésame, le plus souvent grillée.

- **La sauce longue**

Composée :
* de l'écorce de *grewia venusta* malaxée ;
* d'un apport animal semblable à celui de la sauce gombo ;
* d'aubergines ;
* de condiments, sel, piment (facultatif) ;
* de beurre de karité.

- **La sauce de poisson frais**

Composée :
* de poisson (tout type de poisson) coupé en morceaux ;
* d'huile d'arachide ou beurre de karité ;
* condiments, sel.

- **La sauce de poisson sec**

Même composition que le poisson frais, mais ici le poisson sec vient remplacer le poisson frais.

- **La sauce de viande fraîche**

Composée :
* de viande avec os ou sans os (tout type d'animal) coupé en morceaux ;
* d'huile d'arachide ou beurre de karité ;
* d'oignons, piment (facultatif), sel.

« C'est par cet art de varier la sauce que chaque femme se différencie des autres, parce que le plat principal qui est la nourriture de base est relativement facile à cuisiner. [...]. Sa préparation est donc connue de toutes les femmes » (D. Maïkoubou, 2006).

Notons que la sauce donne au corps humain :

◆ des vitamines, des sels minéraux, de la cellulose (Aubergines, feuilles de manioc, d'oseille de Guinée, de gombo, piment, oignon)

◆ des matières grasses (Arachides, huiles, sésame)

◆ des protides d'origine végétale (Arachide, feuilles, haricots secs)

◆ Des protides d'origine animale (Bœuf, chèvre, gibier, mouton, poisson, porc, volailles)

Remarques

Cette brève analyse de l'alimentation traditionnelle tchadienne nous conduit au constat suivant :

- Les aliments glucidiques sont amplement présents dans les plats de base et couvrent en général les besoins caloriques de l'être humain.
- Les feuilles vertes et les légumes, en dépit de présence dans presque toutes les sauces, sont consommés en quantité insuffisante
- La qualité d'aliments riches en protéines n'est pas toujours convenable à ce qu'on peut attendre.
- Les œufs ne sont presque pas consommés alors qu'ils pourraient se substituer à d'autres protéines animales qui sont d'un prix élevé.
- Les légumes et les fruits crus ne font pas partie de l'habitude alimentaire, seuls le plat principal et la sauce constituent l'ensemble du repas. Il n'y a pas de salade de crudités, les fruits sont utilisés comme matefaim loin du repas.

RECETTES DE CUISINE MODERNE

Pour rompre l'uniformité lassante des recettes traditionnelles, il nous semble que de nouvelles recettes permettraient davantage à la ménagère de diversifier ses menus de manière aussi intéressante pour le palais de sa famille que pour la satisfaction nutritive.

Aussi espérons-nous que ces recettes pourront être de quelque utilité à celles qui comprennent la nécessité, dans les bousculades de la vie moderne, d'une alimentation variée, agréable et à moindres frais. Pour ce faire, nous avons éliminé au maximum les aliments importés. Certaines recettes traditionnelles ont été adaptées.

Faut-il le dire, les recettes modernes que nous donnons ici sont des plats de tous les jours que la ménagère peut utiliser facilement. C'est une sorte de guide, avec un index des termes utilisés en cuisine, auquel on peut se référer avec profit.

Mais ici les recettes, même les plus éprouvées, ne suffisent pas à faire une bonne cuisine. Il faut chez la ménagère la volonté de bien faire.

« La cuisine, dit Brillat-Sevran, est le plus ancien des arts. »[50] Pour la réussir il faut plus que de la volonté, il faut aussi et surtout de l'amour. Sans lui rien de bon, rien de bien ne sera jamais sorti de la cuisine.

Les temps de préparation et cuisson ne sont donnés qu'à titre indicatif, parce que ces temps varient avec le combustible employé et la quantité des aliments à cuire.

Généralement ces mets sont composés pour six personnes, mais on peut les modifier suivant le nombre de personnes dans la famille ou selon la sensibilité gustative.

---

50 Brillat-Savarin, cité d'après le *Dictionnaire le Petit Robert*, 2000, p.607.

BOUILLON DE POISSON

Préparation : 25 minutes
Cuisson : 1 heure environ

ÉLÉMENTS :
1 poisson moyen ou quelques petits
4 oignons
1 tranche d'igname ou quelques taros
4 à 5 tomates
Huile
Piment (facultatif)
3 cuillerées de riz

PRÉPARATION

1. Écailler le poisson

Éplucher et hacher les oignons et les tomates
Peler la tranche d'igname ou les taros

2. Faire cuire le poisson et les légumes dans un litre d'eau salée

Ajouter les piments lavés

3. Dès que le poisson est cuit, le retirer et ajouter les trois cuillerées de riz lavé

Éplucher le poisson
Piler la chair et remettre dans la marmite

4. Retirer du feu quand le riz est cuit

Ajouter deux cuillerées d'huile et servir chaud

POTAGE AU POTIRON

Préparation : 15 à 20 minutes
Cuisson : 1 heure 15 minutes

ÉLÉMENTS
1 grosse tranche de potiron/courge
1 verre de lait
3 cuillerées de riz
Huile
Sel

PRÉPARATION

1. Peler et couper en morceaux le potiron
Le cuire à l'eau bouillante ¼ d'heure environ.
Le retirer de la marmite et l'écraser

2. Remettre le potiron écrasé dans la marmite
Y ajouter le lait, le riz lavé
Rajouter une pincée de sel
Retirer du feu quand le riz est cuit

3. Ajouter une cuillère ou deux d'huile avant de servir

CONCOMBRE À L'ÉTOUFFÉE

Préparation : 15 à 20 minutes
Cuisson : 40 à 45 minutes

ÉLÉMENTS
4 concombres mûrs
12 tomates
6 oignons
Huile – sel
Piment à volonté

PRÉPARATION

1. Choisir des concombres déjà un peu jaunes
Les peler et couper en tranches tout autour des pépins que l'on jette
Peler et épépiner les tomates, les couper en morceaux
Éplucher et émincer les oignons

2. Dans une poêle/tesson de cruche, verser de l'huile
Faire chauffer
Y mettre les tomates et l'oignon, les tranches de concombres, le piment lavé et écrasé

3. Couvrir et laisser mijoter pendant 45 minutes environ.

♥ Servir chaud

PURÉE DE HARICOTS SECS

Préparation : 15 minutes
Cuisson : 2 h à 2h30mn

ÉLÉMENTS
1,200 kg de haricots secs
1 grand verre de lait
5 grammes de beurre de karité
2 oignons

PRÉPARATION

- Il faut tremper les haricots la veille pour le matin après les avoir triés. Jeter ceux qui nagent

1. Jeter l'eau de trempage et rincer les haricots

Éplucher les oignons
Mettre les haricots à cuire dans une marmite d'eau froide avec les oignons
Saler au milieu de la cuisson qui est longue et varie en fonction de l'ancienneté des haricots
Rajouter de l'eau chaude s'il en manque

2. Quand la cuisson est terminée, égoutter les haricots, puis les écraser à l'aide d'une cuillère en bois.

Ajouter à cette purée le beurre de karité et le lait en tournant vivement.
Remettre quelques minutes au feu.

RAGOÛT DE HARICOTS À LA TOMATE

Préparation : 20 à 25 minutes
Cuisson : 2 h 30 minutes

ÉLÉMENTS
500 g de haricots
1 kg de viande sans os coupée en morceaux
3 tomates fraîches
3 gros oignons
Huile
Sel – piment

PRÉPARATION

1. Faire tremper les haricots triés la veille
Le matin les faire cuire comme pour la purée

2. Pendant ce temps :
- Éplucher et hacher les oignons
- Laver et peler les tomates, les couper en quartier

3. Verser de l'huile dans une marmite – Faire chauffer
Y faire revenir les oignons restants et les tomates
Mouiller d'eau chaude, et ajouter une partie de piment
Laisser cuire doucement

4. Quand les haricots sont cuits, les égoutter
Puis les jeter dans la sauce, laisser encore 10 minutes

BEIGNETS DE HARICOTS

Préparation : 25 minutes
Cuisson : 8 à 20 minutes par séries de beignets

ÉLÉMENTS
400 g de haricots
3 oignons
1 petit piment
3 œufs
Farine
Huile

PRÉPARATION

1. Tremper les haricots à la veille
Rincer
Les faire cuire pendant 2 à 3 heures
Les écraser en purée

2. Pendant la cuisson :
- éplucher et émincer les oignons
- hacher très finement le piment avec les oignons
Battre les œufs

3. Ajouter le hachis à la purée, puis les œufs battus ainsi que le sel
Bien mélanger

4. Faire chauffer l'huile de friture
Quand l'huile est bouillante, y déposer des cuillerées de préparation
Faire dorer les deux côtés – Retirer
Laisser égoutter – Tenir au chaud

♥ Servir chaud

BOUILLIE MIL- ARACHIDES

Préparation : 5 à 10 minutes
Cuisson : 15 à 20 minutes

ÉLÉMENTS
Farine de mil-arachide
Eau
Lait (facultatif)
Sucre
Jus de tamarin

PRÉPARATION

- La quantité de la farine varie avec l'épaisseur de la bouillie désirée

1. Faire chauffer de l'eau dans une casserole

Délayer la farine de mil/arachide dans un peu d'eau froide

2. Quand l'eau bout, y verser cette préparation et laisser cuire doucement en remuant

3. Hors du feu ajouter, si possible du lait en poudre délayé et du jus de tamarin

Sucrer à volonté
On peut remplacer le jus de tamarin par le jus de citron.

CRÊPES DE MIL- ARACHIDES

Préparation : 10 à 15 minutes
Cuisson : 3 minutes environ par crêpe

ÉLÉMENTS
250 g de farine de mil-arachide
½ l de lait
2 œufs
Zeste de citron
Huile
Sel

PRÉPARATION

1. Mettre la farine dans une cuvette
Faire un puits au milieu, y casser les œufs
Ajouter une pincée de sel, une cuillère d'huile, un peu de lait

2. Commencer à mélanger avec une cuillère en bois
Mouiller progressivement la pâte avec le reste de lait
Parfumer avec le zeste du citron
Laisser reposer un moment

3. Remuer avant de s'en servir (si l'on trouve la pâte épaisse, ajouter de l'eau)
Frotter le fond d'une poêle à frire/tesson de canari avec un chiffon tremper dans l'huile. Faire chauffer
À l'aide d'une louche ou d'une petite calebasse emmanchée d'un long col (*kār-mbī*, en ngàmbáye), verser un peu de pâte en inclinant la poêle de façon à ce que le fond soit couvert
Dès qu'un côté est cuit, retourner de l'autre côté
Glisser sur une assiette et tenir chaud

- Garnir chaque crêpe d'un peu de sucre, ou de miel et la rouler autour d'elle même.

CROQUETTES DE MANIOC

Préparation : 20 minutes
Cuisson : 8 à 10 minutes par série de croquettes

ÉLÉMENTS
Manioc doux
1 œuf
Piment
Huile de friture

PRÉPARATION

1. Peler et laver le manioc
Le faire cuire à l'eau salée

2. Réduire en purée
Hacher le piment
Battre un œuf

3. Ajouter à la purée le hachis de piment, l'œuf ; saler
Bien mélanger
Former alors de petites boulettes aplaties que l'on roule dans la farine

4. Faire chauffer l'huile de friture et faire frire les boulettes
Laisser égoutter

CROQUETTES DE TARO

Préparation : 20 minutes
Cuisson : 8 à 10 minutes par série de croquettes

ÉLÉMENTS
1 petit taro
1 tranche de potiron
1 ou 2 œufs
Huile de friture
Sel
Piment à volonté
Ail

PRÉPARATION

1. Éplucher et laver le taro et le potiron
Les blanchir quelques minutes à l'eau salée

2. Égoutter soigneusement et écraser en purée
Éplucher et hacher l'ail et le piment lavé
Ajouter à la purée ainsi qu'un ou 2 œufs entiers selon la quantité du mélange
Saler-Travailler un moment

3. Faire chauffer l'huile de friture
Verser des cuillères de préparation dans l'huile bouillante
Faire dorer des deux côtés
Retirer et laisser égoutter

SAUTÉ DE VEAU AUX HARICOTS

Préparation : 20 minutes
Cuisson : 1 h 40 minutes

ÉLÉMENTS
1 kg de viande de veau
500 g de haricots blancs
3 grosses carottes
2 tomates
1 oignon
2 cuillerées à soupe d'huile
Sel

PRÉPARATION

1. Mettre les haricots à l'eau froide et les faire cuire

Couper la viande et la faire revenir dans l'huile

2. Ajouter les carottes coupées en rondelles, l'oignon émincé, les tomates pelées et les haricots blancs égouttés, couvrir d'eau chaude et faire cuire 1h30mn.

TRIPES AUX OIGNONS

Préparation : 10 minutes
Cuisson : 2 heures

ÉLÉMENTS
1 kg de tripes
3 gros oignons
1 cuillerée à soupe de farine
Sel
1 cuillerée à soupe d'huile
1 verre d'eau

PRÉPARATION

1. Laver les tripes et les faire cuire à l'eau bouillante salée 1 heure

2. Les égoutter

3. Faire chauffer l'huile, y faire dorer les oignons coupés en lamelle,

Ajouter la farine et faire épaissir

4. Ajouter les tripes, mouiller d'eau et les laisser cuire 40 minutes.

RAGOÛT DE MOUTON AU RIZ

Préparation : 20 minutes
Cuisson : 2 heures

ÉLÉMENTS
500 g de riz
1 kg de mouton
4 aubergines
3 tomates fraîches
3 gros oignons
1 gousse d'ail
Huile
Sel
Piment à volonté

PRÉPARATION

1. Couper la viande en morceaux
Éplucher et épépiner les tomates
Éplucher les aubergines, les couper en morceaux
Éplucher l'oignon et l'ail

2. Faire revenir la viande à l'huile
Ajouter les oignons, les aubergines, les tomates, l'ail ; saler
Mouiller avec deux verres d'eau
Laisser cuire à feu modéré 1 h 15 minutes environ

3. ¼ d'heure avant la fin de la cuisson
Faire blanchir le riz 3 minutes à l'eau bouillante
Rafraîchir et égoutter
L'ajouter au ragoût
Il finira par cuire dans la sauce en l'absorbant

♥ Servir chaud

POULE AU RIZ

Préparation : 30 minutes
Cuisson : 1 h environ.

ÉLÉMENTS
1 poule
250 g de riz
3 gros oignons
4 aubergines
6 tomates fraîches
1 morceau de chou
1 piment
Huile – sel

PRÉPARATION

1. Plumer, vider et découper la poule
Laver, éplucher et couper les légumes en morceaux

2. Faire dorer les morceaux de poule à l'huile avec les oignons et la moitié des tomates

3. Ajouter alors le reste des tomates, les aubergines, le chou, le piment
Mouiller d'eau
Saler et laisser mijoter le temps nécessaire pour que la volaille soit cuite
Pendant ce temps cuire le riz lavé à l'eau bouillante

4. Retirer les morceaux de poule
Ajouter une partie de la sauce
Garder au chaud
Finir de cuire le riz dans la sauce

♥ Servir le riz dans un plat et le poulet dans un autre

POULET AUX ARACHIDES

ÉLÉMENTS
1 poulet
1 tas d'arachides
Huile - Sel

PRÉPARATION

1. Faire rôtir le poulet dans une casserole

2. Pendant ce temps, faire griller des arachides dans une poêle/tesson de canari pour pouvoir les peler

Les piler, les faire cuire avec de l'eau jusqu'à ce qu'elles forment une bouillie

3. Le poulet étant à moitié cuit, le découper en morceaux, et arroser les morceaux de bouillie d'arachide
Faire rôtir le tout jusqu'à cuisson complète

♥ Servir dans un plat creux avec la sauce
Peut s'accompagner de riz, de la semoule de manioc, d'igname bouillie

POULET AU GINGEMBRE

Préparation : 10 minutes
Cuisson : 40 minutes

ÉLÉMENTS
1 poulet
100 g d'oignons
5 tomates
1 cuillère à café de gingembre
1 œuf entier
Sel

PRÉPARATION

1. Découper le poulet en morceaux

2. Ajouter le gingembre râpé, le sel et laisser cuire 30 minutes

3. Retirer le poulet et faire la liaison en ajoutant hors du feu, dans le jus obtenu l'œuf préalablement battu.

OMELETTES NATURES

Préparation : 10 minutes
Cuisson : 4 minutes

ÉLÉMENTS
12 œufs
1 cuillerée et demie à soupe d'huile
Sel

PRÉPARATION

1. Casser les œufs dans un bol en évitant des débris de coquilles
Ajouter le sel, une cuillerée d'huile pour 6 œufs

2. Chauffer une poêle contenant une cuillerée et demie à soupe d'huile
Battre vivement la préparation avec une fourchette en provoquant un mouvement circulaire qui suit le tour de bol, environ 20 secondes. La masse doit être visqueuse et homogène.

3. Verser alors d'un seul coup dans l'huile. Dès que les œufs coagulent à la surface de la poêle, les ramener au centre, la partie liquide se glisse à la place. Continuer jusqu'à ce que tous les œufs soient pris.

4. Puis faire glisser l'omelette sur un plat en la pliant en deux sur elle-même.

Conseil :
- L'omelette peut être garnie d'éléments incorporés dans les œufs ou chauffés et disposés en fin de cuisson sur la moitié de celle-ci avant de la faire glisser sur le plat et de la plier
- Il est préférable de faire plusieurs petites omelettes qu'une trop grande – maximum 6 œufs par cuisson.

Astuce : Pour vérifier la fraîcheur d'un œuf le plonger dans un bain d'eau.

Si l'œuf flotte et reste à la surface de l'eau, il n'est pas consommable. Il faut le jeter car c'est une ponte de 15 jours

Si l'œuf tombe au fond de l'eau ; il est très frais et peut être dégusté. C'est la ponte du jour.

Si l'œuf flotte entre deux eaux ; il sera consommé en omelette, en œuf dur. Il a déjà 2 ou 3 jours.

ŒUFS DURS

Cuisson : 10 minutes

ÉLÉMENTS
12 œufs
Sel

PRÉPARATION

1. Mettre les œufs dans une casserole, les couvrir d'eau froide salée et les porter à ébullition

2. À partir de l'ébullition compter 10 minutes de cuisson.

3. Vider l'eau et les rafraîchir dans de l'eau froide pour bien les écaler.

OMELETTE AUX CHAMPIGNONS

ÉLÉMENTS
12 œufs pour 2 omelettes
200 grammes de têtes de champignons
Huile
Sel

PRÉPARATION

1. Laver rapidement les têtes de champignons, les émincer finement et les sauter à l'huile en les faisant légèrement rissoler

2. Les diviser en deux parties égales pour les repartir dans les 2 omelettes de 6 œufs

3. Les mélanger avec les œufs assaisonnés et les cuire dans une poêle comme il est recommandé pour les omelettes nature.

POISSON À LA CRÉOLE

Préparation : 15 minutes
Cuisson : 45 minutes

ÉLÉMENTS
6 tranches de poisson au choix
420 g de riz
4 tomates fraîches
2 ou 3 citrons verts
3 oignons
Huile – Farine
Sel

PRÉPARATION

1. Nettoyer le poisson

Presser le jus de citron et frotter les tranches de poisson avec une partie de ce jus
Éplucher et émincer les oignons
Peler et épépiner les tomates
Laver le piment- Hacher

2. Verser de l'huile dans une marmite

Faire revenir les oignons et les tranches de poisson farinées de 2 côtés

3. Ajouter alors les tomates et le piment. Mouiller d'eau - Saler

Laisser cuire doucement environ une demi-heure

4. Pendant ce temps trier et laver le riz

Le faire cuire 5 minutes à l'eau bouillante salée. Égoutter

5. Retirer le poisson et garder au chaud

Finir de faire cuire le riz dans la sauce où l'on ajoute le reste du jus de citron

♥ Dresser le riz en couronne- mettre le poisson au centre et servir chaud.

On peut remplacer le jus de citron par le jus de tamarin.

POISSON À LA CONTINENTALE

Préparation : 15 minutes
Cuisson : 40 à 45 minutes

ÉLÉMENTS
6 tranches de poisson au choix
2 oignons
3 tomates fraîches
Piment
Sel
Huile- Farine

PRÉPARATION

1. Nettoyer le poisson – Fariner les tranches
Verser de l'huile dans une poêle à frire/tesson de cruche- Faire frire

2. Éplucher et émincer l'oignon
Laver et hacher les tomates et le piment

3. Ajouter de l'huile dans la poêle si nécessaire
Faire dorer l'oignon, puis ajouter tomates et piment
Diminuer le feu et laisser cuire doucement 20 à 30 minutes

♥ Disposer les tranches de poisson dans un plat
Napper avec la sauce

POISSON À LA VAPEUR

Préparation : 15 à 20 minutes
Cuisson : 45 minutes

ÉLÉMENTS
6 tranches de poisson au choix
2 citrons verts
2 oignons
2 tomates fraîches
Farine d'arachides
Sel - Huile

PRÉPARATION

1. Peler et épépiner les tomates - Les couper en morceaux
Éplucher et émincer les oignons – Hacher

2. Verser de l'huile dans une marmite
Faire revenir quelques minutes le poisson et l'oignon
Retirer le poisson

3. Faire un roux avec la farine d'arachide
Mouiller d'eau
Ajouter les tomates et le piment et saler
Remettre le poisson dans la marmite et laisser mijoter une demi-heure environ

On peut faire accompagner ce plat avec du riz, de la semoule de manioc, d'igname bouillie

PATATE DOUCE À L'AGNEAU

Préparation : 15 minutes
Cuisson ; 1 h 30 min

ÉLÉMENTS
2 kg de patates douces
1 kg d'agneau
3 oignons
4 tomates fraîches
3 gousses d'ail
Huile d'arachide
Sel
Piment (facultatif)

PRÉPARATION

1. Couper la viande en morceaux, les faire dorer dans un filet d'huile d'arachide puis ajouter les épices et le sel

Faire revenir quelques minutes le temps d'exhaler les arômes puis incorporer l'oignon et l'ail.
Couvrir d'eau et le laisser cuire jusqu'à ce que la viande soit tendre

2. Éplucher les patates douces, les couper en quartier et les introduire dans la viande

Laisser mijoter à petit feu jusqu'à cuisson des patates douces.

PURÉE DE PATATE DOUCE

Préparation : 10 à 15 minutes
Cuisson : 30 à 35 minutes

ÉLÉMENTS
1 kg de patates douces
2 verres d'eau
250 g de sucre

PRÉPARATION

1. Faire blanchir les patates douces à l'eau bouillante
Lorsqu'elles sont cuites, les peler et les écraser en purée

2. Préparer un sirop avec l'eau et le sucre
Quand il est prêt, y verser la purée, bien mélanger. Puis retirer du feu

♥ Servir chaud.

BOULETTES DE PATATES DOUCES

Préparation : 15 à 20 minutes
Cuisson : 35 minutes + 10 minutes par série de boulettes

ÉLÉMENTS
1 kg de patates douces
1 demi-verre de lait
2 œufs
Zeste de citron
Sucre en poudre
Farine
Huile de friture

PRÉPARATION

1. Faire cuire les patates à l'eau bouillante
Quand elles sont cuites, les peler et les écraser en purée

2. Délayer le lait en poudre
Râper le zeste de citron
Battre les œufs

3. Ajouter à la purée le lait, le zeste de citron, les œufs
Former les boulettes - Les fariner

4. Faire chauffer l'huile de friture
Plonger les boulettes dans l'huile bouillante et les faire dorer des deux côtés
Les retirer ; laisser égoutter et tenir au chaud

☻ Dresser les boulettes sur un plat après les avoir roulées dans du sucre en poudre

SALADE SIMPLE
Salade verte (La laitue)

PRÉPARATION

1. Choisir une grosse laitue

2. Laver soigneusement les feuilles une à une

3. Les égoutter, puis les presser délicatement dans un linge propre afin de les sécher complètement

4. Mettre dans une cuvette

5. Assaisonner en la tournant avec la cuillère et la fourchette jusqu'à la fatiguer

SAUCE POUR ASSAISONNEMENT DES SALADES

- Au citron -

1 jus de citron
6 cuillères à soupe d'huile
Sel

CRÈME DE BANANES

Préparation : 15 minutes
Cuisson : 30 minutes

ÉLÉMENTS
4 bananes douces
¾ litres de lait
3 œufs
100 g de sucre

PRÉPARATION

1. Mettre le lait à bouillir

2. Battre les œufs

Y ajouter du sucre et bien mélanger au fouet

3. Verser le lait bouillant petit à petit sur le mélange en continuant de fouetter

4. Remettre le mélange dans la casserole sur le feu et faire épaissir la crème en tournant toujours

Arrêter la cuisson avant l'ébullition
Laisser tiédir

5. Éplucher les bananes

En écraser trois
Ajouter cette purée à la crème
Décorer avec la dernière banane

♥ Servir frais

BEIGNETS DE BANANES

Préparation : 15 minutes
Cuisson : 8 minutes par série de beignets

ÉLÉMENTS
4 bananes
125 g de farine
1 œuf
1 petite cuillère d'huile
1 verre d'eau et demi
1 pincée de sel
Sucre en poudre
Huile de friture

PRÉPARATION

1. Mettre la farine dans une cuvette, y faire un puits
Y mettre le jaune d'œuf (garder le blanc à côté), l'huile, le sel
Mélanger en ajoutant l'eau – La pâte doit être coulante
La laisser reposer

2. Éplucher les bananes
Les couper en grosses rondelles

3. Faire chauffer l'huile de friture
Battre le blanc d'œuf en neige et l'ajouter avec soin à la pâte
Plonger les rondelles dans la pâte. Avec une cuillère prendre une rondelle de banane avec un peu de pâte et le verser dans l'huile bouillante. Continuer de même
Faire dorer les beignets de deux côtés
Retirer, égoutter
Tenir au chaud

Service : Disposer les beignets saupoudrés de sucre en poudre sur un plat. Il est prêt à être dégusté.

CAKE À LA LEVURE BOULANGÈRE

Préparation : 20 minutes
Cuisson : 45 minutes

ÉLÉMENTS
600 g de farine de blé
1 litre d'huile
1 sachet de levure boulangère
5 cuillères de sucre en poudre
1 pincée de sel
2 cuillerées de lait en poudre Nido
3 œufs

PRÉPARATION

1. Mettre la farine dans une grande cuvette et faire un trou au milieu

2. Faire chauffer un litre d'huile, 2 ou 3 minutes à feu normal

3. Ajouter l'huile à la farine, mélanger à l'aide d'une cuillère en bois, puis bien mélanger avec la main après que la farine ait refroidi

4. Ajouter le sucre, la levure, les œufs, le lait en poudre Nido – Mélanger le tout pour obtenir une pâte homogène. Elle ne doit pas coller. La laisser reposer 1 heure

5. Faire des formes qu'on souhaite, puis les frire dans une casserole jusqu'à ce que les cakes soient dorés.

BEIGNETS À LA FARINE DE BLÉ

Préparation : 15 minutes
Cuisson : 20 minutes

ÉLÉMENTS
250 g de farine de blé
3 œufs
1 litre d'huile
15 cl de lait frais
5 cuillerées à soupe de sucre en poudre
2 cuillerées à soupe de lait en poudre
1 sachet de levure boulangère

PRÉPARATION

1. Faire chauffer l'huile dans une casserole
Ajouter l'huile chauffée à la farine, puis mélanger
Y ajouter le lait en poudre, le sucre, la levure, les œufs et le lait frais
Mélanger le tout jusqu'à ce que la pâte se décolle des bords. Elle ne doit pas être collante du tout

2. Laisser se reposer 1 heure. Puis façonner de petites boules et les frire jusqu'à ce que les beignets soient dorés
Égouttez et servez

♥ Ça peut se déguster chaud ou froid

MOUSSE AU CITRON

Préparation : 15 à 20 minutes
Cuisson : 15 minutes

ÉLÉMENTS
5 citrons
4 œufs
5 cuillerées de sucre
2 cuillerées d'eau

PRÉPARATION

1. Râper le zeste de citron

Presser les 3 citrons
Séparer le blanc d'œuf des jaunes, garder les blancs

2. Mélanger le jus de citron, le zeste, l'eau et les jaunes d'œufs

Verser dans une casserole et faire épaissir doucement sur le feu sans cesser de tourner
Enlever du feu avant que le mélange soit bouilli

3. Pendant qu'il refroidit, battre les blancs d'œufs qu'on a laissés de côté.

Les incorporer au mélange refroidi.

♥ Servir froid

COMPOTE DE MANGUES

Préparation : 10 minutes
Cuisson : 20 à 30 minutes

ÉLÉMENTS
1 kg de mangues épluchées
250 g de sucre
1 litre d'eau

PRÉPARATION

1. Éplucher les mangues, les couper en morceaux
Les cuire quelques minutes à l'eau bouillante
Les égoutter

2. Préparer un sirop de sucre léger

3. Faire cuire les morceaux de mangues dans ce sirop
Laisser cuire jusqu'à évaporation de jus

♥ Servir froid

COMPOTE DE PAPAYES

Préparation : 10 minutes
Cuisson : 20 minutes

ÉLÉMENTS
1 kg de papayes mûres
150 g de sucre
1 grand verre d'eau

PRÉPARATION

1. Choisir les papayes mûres
Les peler – Enlever les graines
Couper en tranches puis en petits morceaux

2. Verser l'eau dans une casserole
Ajouter le sucre, les morceaux de fruit
Laisser cuire 20 minutes environ

COMPOTE DE GOYAVES

Préparation : 10 minutes
Cuisson : 25 minutes

ÉLÉMENTS
12 goyaves
125 g de sucre
1 verre d'eau

PRÉPARATION

1. Laver les goyaves
Les couper en morceaux – Enlever le plus de graines possible

2. Faire fondre à feu doux le sucre dans l'eau

3. Y verser alors les morceaux de fruit
Laisser cuire 20 minutes
Retirer du feu
Laisser refroidir

COMPOTE DE BANANES

Préparation : 5 minutes
Cuisson : 20 minutes

ÉLÉMENTS
6 bananes douces
75 g de sucre
¼ de litre d'eau

PRÉPARATION

1. Faire un sirop avec l'eau et le sucre

2. Peler les bananes – Les couper en rondelles

3. Quand le sirop bout, y faire cuire les bananes coupées en rondelles, de 3 à 5 minutes environ

4. Retirer du feu
Laisser refroidir

ANNEXES

ANNEXE 1

Table de composition des aliments

La table de composition des aliments dans les pages qui suivent est la compilation des tables de compositions des aliments qui ont permis la plupart des tables en usage en Afrique de l'Ouest. Elle provient des tables de la FAO[51], de l'ORANA[52], de Burkina Faso. L'exploitation de ces tableaux a abouti à cette compilation.

La situation nutritionnelle au Tchad demeure dominée par les carences particulières en micronutriments (vitamine, fer, iode) et un apport insuffisant en énergie et en protéines ; nous donnons ici la table de composition des aliments disponibles localement dont leur utilisation rationnelle est des conditions pour une alimentation la meilleure possible.

C'est pourquoi cette table est d'abord destinée au grand public soucieux de s'informer sur la composition des aliments afin de lui permettre de choisir en toute connaissance de cause son régime alimentaire. Elle s'adresse en deuxième lieu aux agents de la santé et aux vulgarisateurs chargés de conseiller et de sensibiliser la population en matière d'alimentation et de nutrition.

C'est pour cela que, dans le souci des régimes alimentaires sains, nous jugeons indispensable de valoriser et de faire connaître les aliments locaux par la vulgarisation d'une table de composition des aliments couramment consommés dans le pays.

En plus de la pratique de régimes alimentaires sains, une table adaptée aux réalités du pays se prête à plusieurs domaines, dont l'alimentation appropriée chaque jour, la formulation de recettes et la réalisation des supplémentations aux aliments de base pour obtenir un régime équilibré.

---

51 *FAO* : Organisation pour l'alimentation et l'agriculture soit en anglais Food and agriculture organization of the United Nations est l'agence spécialisée du système des Nations Unies crée en 1945 au Québec. Son siège est actuellement à Rome (Italie).

52 *ORANA* : Organisation de Recherche sur l'Alimentation en Afrique.

Proprement dit, l'utilisation d'une table nationale de composition des aliments :

- contribuera à une meilleure connaissance de la composition des aliments les plus couramment consommés,
- permettra une utilisation pertinente et sensée des aliments locaux.

Pour connaître la composition d'un aliment donné, il convient de rechercher son nom, puis au regard de cet aliment lire successivement sa teneur en énergie, en protéines, lipides, calcium, fer, vitamine A, B1, B2, PP, C et enfin sa teneur en eau.

Table de composition des aliments consommés au Tchad

(pour 100 g de produit tel qu'acheté)

Produits	Calories (kcal)	Protéines (g)	Lipides (g)	Calcium (mg)	Fer (mg)	Vit. À (mg)	B1 (mg)	B2 (mg)	PP (mg)	C (mg)	Eau %
CÉRÉALES											
Mil	338	11,8	2,4	30	4		0,78	0,10	1	0	11
Sorgho décortiqué	343	10,1	3,3	39	4,2		0,12	0,11		2	29
Fonio décortiqué	337	6,4	1,2	20	10		0,6	0	0	0	12
Maïs en grain	356	9,8	4,3	15	2,3	700	0,45	0,11	0	0	12
Farine de maïs	363	7,9	2,6	6	1,1	340	0,14	0,05	1	0	12
Riz décortiqué au pilon	361	0,8	2	14	1,2	0	0,16	0,04	0	0	13
Riz blanchi usiné	364	7,6	1,1	10	0,9	0	0,08	0,03	0	0	12
Farine de blé	370	10,9	1	15	1,0	0	-	-	-	0	12
Pain	252	7,9	2	21	1,6	0	0,16	0,06	1	0	39,1
Beignet de blé	318	1,9	-	11	1,3	-	-	-	-	-	37,0
TUBERCULES											
Igname	100	2,4	0,2	14	1,3	5	0,13	0,02	0,4	3	72
Manioc frais cru	109	1,2	0,3	25	0,5	2	0,04	0,02	0,4	27	62
Manioc pilé	294	1,3	0,4	95	7	5	0	0,12	0	0	0
Taro frais	86	1,5	0,2	19	0,9		0,12	0,02	0,7	4	72
Patate douce	97	1,1	0,3	28	0,8	420	0,08	0,04	0,5	10	70
Pomme de terre	70	1,7	0,1	7	0,6	12,5	0,08	0,03	1,2	8	78

SUCRES											
Canne à sucre	351	1	0	78	5	0	0	0	0	0	81,7
Miel	300	0,5	0	250	6	0	0	0,05	0,2	2	18
Sucre blanc	387	0	0	0	0	0	0	0	0	0	0,5
Sucre roux	344	0,2	0	0	30	2	0,02	0,1	0,3	0	0
LÉGUMINEUSES NOIX ET GRAINES											
Arachides décortiquées	567	27	46	52	1,9	30	0,84	0,12	16		5,2
Pâte d'arachides	577	28	46,3	80	7	30	0,84	0,11	16		5,2
Néré graines fermentées	432	36,5	28,8	378	36,5	0	0,04	0,01	1,9		0
Farine d'arachides	214	53,5	0	7	0	0	0,80	0,10	16		0
Haricots niébés	341	21,4	1,4	100	7,8	30	0,50	0,17	1,90	-	11
Sésame	574	18,1	0	1200	9	5	0,68	0,19	3,4	-	6
Graines de courge décortiquées	535	27,4	-	48	9,3	21	-	-	-	-	5
Noix de karité	498	8	-	100	3	-	-	-	1	-	7,3
Pois de terre frais	202	10,2	8,4	11	2,4	3	0,030	0	2,75	0	
Pois de terre sec	369	20,9	6,1	56	16	0	, 62	0,14	1,9	-	
LÉGUMES ET FEUILLES											
	21										
Tomates communes	36	1,1	0,3	7	0,6	680	0,06	0,04	0,5	23	93,8
Tomates cerises		1,7	0,5	17	0,6	1460	0,13	0,09	0,8	47	88,9
Aubergine locale	40										

fruit	32	1,4	1	13	1,7	173	0,05	0,04	0,7	9	0
Aubergine	37										
originaire d'Inde	32										
fruit cru	37	1	0,2	14	1,1	17	0,05	0,05	0,5	9	22
Oignons frais	10	1,2	0,2	30	0,5	50	0,03	0,04	0,2	8	83,4
Haricots verts	17	2,2	0,2	52	0,7	370	0,07	0,11	0,5	15	89,1
Carottes	10	1	0,2	31	0,7	1840	0,06	0,04	0,6	6	88,6
Laitue	31	0,9	1,1	17	0,3	140	0,030	0,06	0,1	5	94,8
Épinards	273	1,8	0,2	66	2,4	7630	, 09	0,16	0,5	48	92,1
Concombre	16	0,6	0,1	7	0,2	0	0,02	0,03	0,1	6	95,6
Gombo frais		1,6	0,3	66	1,1	360	0,08	0,06	0,9	18	89
Gombo sec	22	14,6	2,6	581	9,7	2816	0,70	0,53	0,1	10	12
Champignons		2,4	9	1	0	5	0	0	0	5	91,1
Feuilles vertes	269										
fraîches	53	2,4	0,3	131	2,3	4730	0,07	0,15	0,6	55	90
Feuilles vertes											
sèches	37	17,5	0	487	7,5	3600	0	0	0	6	15
Feuilles de manioc		5,8	1,1	175	1,7	100	0,14	0,26	1,5	225	80
Feuilles d'oseille de	44										
Guinée		3,2	-	198	2,9	1980	-	-	1	12	86
Calice frais d'oseille	45										
de Guinée		1,6	0	145	1,2	122	0,04	0,06	0,5	9	85
Feuilles fraîches de	276										
haricot		3,8	256	196	1,8	1328	0,20	0,37	3,5	39	84,5
Feuilles séchées de	38										
haricot		22,6	-	1550	12					8?	10,6
Feuilles fraîches de	265										
gombo	20	4,1	532	540	4,3	0	0	0	0	72 ?	86,7
Feuilles séchées de											
gombo		13,8	0	2162	3,2	192	0,25	2,8	0,2	59	11,8
Salades		1,7	0	70	1,7	990	0	0	0	11	93,5

	67										
FRUITS	25										
	25										
Banane douce	31	0,9	0,3	6	0,4	140	0,03	0,04	0,5	8	73,5
Pamplemousse	32	0,4	0,1	15	0,3	10	0,03	0,01	0,2	28	89
Citron	54	0,5	0,3	25	0,4	0	0,02	0	0,1	31	88,7
Mandarine	40	0,6	0,2	25	0,3	120	0,06	0,02	0,1	22	87,4
Orange	26	0,6	0,1	24	0,6	120	0,06	0,02	0,1	36	87,1
Goyave	306	0,8	0,3	14	0,7	140	0,02	0,03	0,9	125	80,6
Mangue	297	0,4	0,1	7	0,2	1180	0,03	0,04	0,4	30	81,7
Papaye	152 ?	0,4	0,1	16	0,3	660	0,02	0,03	0,3	42	88,6
Datte sèche		2,2	0	71	2,1	0	0	0	0	0	20
Jujube sec		4,3	0,1	75,4	3	0	0,03	0,02	2,1	24	24
Figue sèche		0,8	92	13,2	82	9,4	0	0	0	0	85
	225										
	241										
VIANDE	123										
Bœuf moyen	376	14,7	18	8	1,8	40	0,05	0,13	3	0	60
Mouton moyen	395	11	21,1	7	1,4	0	0,11	0,14	3,6	0	56
Chèvre		14	7	8	1,7	0	0,1	0,24	4,2	0	71
Porc moyen		9,8	37	6	1,2	0	0,34	0,10	0,3	0	42
Viande séchée		82	5	48	2,8	-	0,16	0,82	9,8	-	9
ABATS (moyenne	125										
pour le bœuf, le	133										
mouton, le porc)	127										
Cervelle	225	10	0	10	3	0	0	0	0	17	78
Cœur	116	17	0	14	4	8,9	0	0	0	12	74
Foie	94	21	0	22	7,5	5940	0	0	0	14	71
Langue		16	0	9	11,5	3049	0	0	0	23	65
Rognons		16	0	10,5	6	0	0	0	0	14	76

Tripes	93	19	0	10	1,5	0	0	0	0	0	79
	171										
GIBIER	273										
Gibier à poil		15	3	16	2,1	73	0,05	0,14	5,5	0	72
Pintade		13,5	13,5	16	2,2	400	0,0	0,05	4,7	0	58
Gibier séché sans os	170	64	0	126	6,6	-	-	-	-	-	0
INSECTES	430										
Sauterelles crues	656	26,8	-	40	11	-	-	-	-	-	62,7
Chenilles larves	20										
séchées		53,9	14,9	185	2,3	0	0, 7	1,30	0		9,1
Termites séchés		35,7	-	142	52	-	-	-	-	-	1,7
Escargot	122	3,2	0,4	36	4,3	60	0,02	0,04	0,3	-	81
	305										
VOLAILLES	200										
Poulet	148	12,3	7,7	7	0,9	250	0,06	0,10	4,9	-	66
Poule		18	-	14	1,5	-	-	-	-	-	56
Canard		22	-	10	1 à 3	-	-	-	-	3	70
Œuf de poule		11,3	10,4	54	2,5	750	0,14	0,37	0,1	-	74
POISSONS	90										
Poisson riche mat.	200										
gras. entier											
Poisson sec		10	5	19	0,6	50	0,04	0,10	1,4	-	68,6
		29,1	6,2	800	1,6	41	0,07	0,20	3,5	-	20
LAITS	62										
Lait de vache	30										
liquide entier	492										
Lait caillé	360	3,4	3,2	116	0,1	130	0,03	0,17	0,1	1	87,7
Lait en poudre		3,3	-	105	-	-	-	-	-	-	92,4
entier.		26	27	897	0,7	1080	0,24	1,31	0,7	4	4

Lait en poudre	894	31	1	1235	0,9	40	0,35	1,25	6	1	4
écrémé	711										
	600										
CORPS GRAS	-	-	100	0	0	-	0	0	0	-	0
Huile d'arachides		-	85	-	-	4290	-	-	-	-	-
Beurre de karité	28	0	73	13	640	-	640	-	-	-	0
Beurre local de vache	249	-	100	-	-	0	0	0	-	-	0
Huile de coton		1,2	0,2	7	0,7	770	0,07	0,07	0,8	0,89	90
		10,7								7,9	
DIVERS			1,8	62	6,2	6352	0,02	0,62	7,1		11
Piment frais											
Piment sec											

ANNEXE 2

Liste des protéines de substitution aux poissons riches en protéines
(Source : FAOSTAT, 2016)

Amandes (décortiquées) Arachides (décortiquées) Arachides (décortiquées)
Beurre (lait de vache)
Fromage (lait de brebis)
Fruits à coques préparés (hors arachides)
Haricots secs Haricots verts Amandes (décortiquées)
Lait de vache écrémé Lait de vache entier Lait entier vache concentré
Noix Noix de kola
Œuf de poule en coquille Œuf d'autres oiseaux en coquille
Pois de terre
Riz (total en équivalent blanchi)
Soja
Viande (de chèvre) Viande (de cochon) Viande (de dinde) Viande (de gibier) Viande (de lapin) Viande (de mouton) Viande (d'oie et pintade) Viande (de poulet)
Yaourt (concentré ou non)

ANNEXE 3

MESURES

(Source : 700 recettes de cuisine, 1992)

1 cuillerée à café contient environ

Farine	5 g
Sucre en poudre6 g	
Fécule de maïs	4 g
Thé	3 g

1 cuillerée à soupe rase contient environ

Farine	10 g
Fécule de maïs	8 g
Sel	15 g
Riz	15 g
Semoule	15 g
Tapioca	15 g
Thé	6 g
Sucre en poudre	15g
Eau ou lait	15 g
Huile	12 g

1 cuillerée de soupe bombée contient environ

Farine	20 g
Sel	30 g
Fécule de maïs	15 g
Sucre en poudre	30 g

1 verre classique contient	2 dl ou 20 cl
1 coro/koro contient environ	2 kg
1 louche contient	4 cuillerées à soupe

1 litre :	10 décilitres :	100 centilitres
½ litre :	5 décilitres :	50 centilitres
1/8 litre :	1,25 décilitres :	12,5 centilitres

PROPORTION DE BASE EN MOYENNE, PAR ADULTE ET PAR PLAT

VIANDES

Bœuf ou veau sans os	175 g
Agneau ou mouton sans os	150 g
Porc sans os	150 g
Volaille avec os	300 g
Lapin	300 g

POISSONS

Avec tête, queue et arêtes	200 g
Après nettoyage	150 g

LÉGUMES

Aubergines	130 g
Haricots verts/champignons/carottes	200 g
Pommes de terre	250 g

LÉGUMES SECS

Haricots	80 g

Œufs	2
Pain	80 g
Riz	70 g

QUELQUES POIDS

1 œuf moyen pèse	55 g	1 oignon pèse	50 à 60 g
1 litre d'huile pèse	750 g	1 gousse d'ail pèse	8 g
1 noix pèse	15 g	1 morceau de sucre n°4 pèse	8 g

Lexique des mots techniques utilisés en cuisine

A

Abats : parties accessoires des animaux tués pour la consommation (le foie, le cœur, les poumons, les reins, les tripes, les pieds).
Aciduler : action de rendre aigre un liquide, une sauce, un mets avec du citron ou du tamarin.
Affadir : rendre fade une sauce trop salée pour le rendre supportable au goût.
Agrumes : nom générique désignant des fruits plus ou moins acidulés (citron, clémentines, mandarines, oranges, pamplemousse, etc.)
Aqueux : qui ne contient que de l'eau.
Arôme : parfum agréable se dégageant de certaines substances d'origine animale ou végétale.
Assaisonner : action de rendre savoureux à l'aide de sel, des condiments et d'épices un aliment.

B

Bassin : récipient de forme ronde ou ovale, plus ou moins creux, de moyenne ou grande taille.
Blanchir : plonger certains légumes dans l'eau bouillante pour les attendrir.
Bouillie : aliment plus ou moins épais fait d'eau et de farine bouillies ensemble en le remuant sans arrêt avec une spatule en bois jusqu'à la cuisson ; on la mange comme un matefaim.
Bouillir : cuire à l'eau.
Boule : pâte consistante préparée avec de la farine des céréales (mil, maïs, riz, sorgho, riz) ou de manioc qu'on mange avec de la sauce.
Boulette : petite boule.
Bourratif : aliment qui cale l'estomac.

C

Caillé : matière coagulée du lait.
Calebasse : récipient hémisphérique obtenu à partir de calebassier vidé et séché, sert entre autres à servir les repas et mesurer les céréales, la farine, le poisson et la viande séchés, la boisson.
Calorie : quantité de chaleur nécessaire.
Canari : récipient en terre cuite qui sert à cuire des aliments.
Capitaine : poisson à chair très savoureux. Ce poisson est

très apprécié par la population tchadienne.
Carcasse : squelette d'un animal ou d'une volaille.
Charmoute : viande séchée.
Citronné : action de frotter un aliment avec du citron. Ajouter du jus de citron dans un assaisonnement, à une cuisine.
Concasser : hacher grossièrement.
Condiments : substance destinée à relever le goût d'un aliment au cours de la préparation. Les condiments stimulent l'appétit.
Corsé : se dit d'une sauce ou d'un jus haut en saveur.
Couteau : instrument tranchant servant à couper emmanché dans une poignée de bois dur.
Couvercle : pièce généralement arrondie de poterie, de cuivre ou de métal menu d'un bouton central pour couvrir les marmites, casseroles et autres récipients.
Croûte : partie extérieure de la boule de mil durcie par le froid.
Cuisine : pièce d'une maison réservée à la préparation des aliments.
Cuisse : partie du membre inférieur de certains animaux qui s'étend du haut de la patte à la hanche. Cuisse de poulet, de pintade, etc.
Cuisson : préparation d'un aliment par l'action de la chaleur pour le rendre comestible.
Cuvette : récipient portatif qui sert de mesure pour les grains, la farine, le liquide, les fruits.

D

Débarrasser : l'action consistant à enlever la vaisselle utilisée pour prendre un repas et rendre propre la place où on vient de manger.
Décanter : faire couler délicatement un liquide d'un récipient dans un autre pour laisser au fond du récipient le dépôt qui s'y est formé.
Déchet : résidu impropre à la consommation d'un aliment.
Décoction : extrait de sucs d'une substance mise dans un liquide en ébullition.
Décortiquer : dépouiller de leur écorce une tige, une racine, séparer un fruit, une graine de son enveloppe.
Découper : diviser convenablement en morceaux une pièce de volaille, de viande ou de gibier à l'aide d'un couteau approprié.
Dégraisser : ôter l'excédent de graisse d'une sauce à l'aide d'une cuillère ou d'une calebasse en cuillère.
Déguster : goûter pour juger la qualité d'un aliment. Manger ou boire avec grand plaisir.
Déjeuner : repas qui se prend à partir de midi.
Délayer : mélanger un élément dans un liquide pour obtenir une préparation plus ou moins liquide.

Dépecer : couper en morceaux un animal en suivant les règles de l'anatomie de l'animal afin de ne pas taillader la chair.
Déplumer : retirer les plumes d'un oiseau sans déchirer la peau.
Désosser : éliminer les os.
Dessaler : rendre moins saler des matières solides ou liquides le sel dont elles sont imprégnées.
Dessécher : faire évaporer l'eau d'un corps simple ou composé.
Dessert : dernier plat servi au cours d'un repas qui suit le plat principal. Il peut être simplement un fruit : banane, manque...
Désosser : éliminer les os.
Dîner : le repas du soir, appelé aussi souper.
Dorer : donner un aspect plus brillant à la cuisson d'un aliment.
Dresser : disposer joliment les mets sur un plat de service ou une assiette.

E

Ébarber : enlever les nageoires avec une hache ou des ciseaux
Ébouillanter : passer des légumes à l'eau bouillante afin d'enlever les impuretés de surface et de resserrer la chair pour faciliter l'épluchage.
Ébullition : formation de bulle de vapeur dans un liquide qu'on chauffe.
Écailler : enlever les écailles.
Éclaircir : rendre une sauce moins épaisse en ajoutant de liquide.
Écosser : dépouiller de la cosse des pois de terre, des haricots.
Écrémer : séparer la crème de lait.
Écumer : enlever les mousses blanchâtres se formant sur la surface des liquides.
Égoutter : retirer l'eau des légumes ou des viandes blanchis en les faisant écouler goutte à goutte.
Égrener : détacher les graines d'un épi, d'une cosse, d'une grappe.
Effeuiller : détacher les feuilles d'un légume.
Embrocher : mettre en broche des morceaux de viande pour les faire griller.
Émincer : couper en minces tranches.
Émietter : diviser un friable en miettes en les séparant avec les mains. La boule de mil de la veille est émiettée pour réchauffer en ajoutant de la farine.
Enfariner : recouvrir légèrement de farine un aliment qu'on veut frire.
Entrée : premier plat servi au début du repas.
Épaissir : rendre moins liquide une préparation.
Épice : substance aromatique ou piquant d'origine végétale servant à assaisonner les mets.
Éplucher : nettoyer en enlevant les parties gâtées ou peu appétissantes en les grattant, coupant.

Étouffé (à l') : cuire doucement dans un récipient couvert, dans sa vapeur.
Étuvée : cuire doucement dans un récipient fermé, à la vapeur.
Exhaler : dégager une odeur.
Extra : repas inhabituel et meilleur que d'habitude.

F

Façonner : donner une forme.
Fade : se dit d'un mets ou d'un aliment sans saveur, sans goût.
Fagot : bois servant à faire du feu.
Faire lever : attendre que la pâte se lève sous l'action de la levure.
Farine : mouture des graines de céréales, des tubercules et servant à l'alimentation. La farine de mil est celle utilisée le plus communément en cuisine pour préparer le plat principal.
Fariner : rouler dans la farine certains poissons ou certaines viandes avant de les frire.
Farineux : se dit des végétaux qui contiennent de la farine et par extension de la fécule. Indique aussi les fruits dont le goût évoque la farine.
Fatiguer : remuer et agiter une salade verte pour bien le mélanger à l'assaisonnement.
Fécule : poudre pure de certains végétaux obtenue par broyage et lavage et dont on fait de la bouillie.
Féculent : se dit d'un aliment riche en fécule, en particulier les légumineuses : haricots, pois de terre...
Fermentation : transformation d'un corps sous l'action du ferment.
Filet : tranche mince et tendre de la chair de certains animaux et poissons.
Flamber (une volaille) : passer au-dessus d'une flamme une volaille pour brûler le duvet après l'avoir plumée.
Fouetter : battre vivement des aliments liquides à l'aide d'un fouet pour rendre homogène.
Foyer : espace aménagé dans un coin de la cuisine constitué d'un triangle de briques ou de pierres pour y faire du feu.
Frémir (faire) : laisser un liquide sur feu doux en évitant qu'il bouille.
Frire : cuire des aliments dans l'huile très chaude.
Friture : nom désignant à la fois l'huile destinée à recevoir les aliments à cuire et ceux déjà frits.
Fruit : produit végétal et qui succède à la fleur. Les fruits peuvent être sucrés, acidulés, féculents, aigres, acides. Ils sont consommés généralement au dessert, parfois comme un coupe-faim.

G

Galette : gâteau de son de mil rond et plat, par extension gâteau de mil, de manioc, etc.

Garnir : ajouter une garniture ou un élément de décoration à un plat de service.
Gibier : les animaux que l'on prend à la chasse. On les classe en deux grandes catégories : à poil et à plume.
Gingembre : racine au goût piquant utilisée généralement râpée ou broyée.
Glouton : qui mange avec avidité et excès, en engloutissant les morceaux.
Glucide : nom générique des sucres, composantes obligatoires de l'alimentation.
Glucose : principe qui se trouve dans les fruits sucrés et qui ne se cristallise pas.
Gluten : partie essentiellement nutritive de la farine.
Graines de sésame : les graines de sésame sont riches en matière grasse. On les utilise crues ou grillées.
Gombo : plante potagère dont on mange les feuilles et les fruits. Ces fruits sont utilisés comme légumes ou condiments dans la préparation des sauces.
Grasse : qui a beaucoup de gras.
Grillade : aliment cuit sur le gril.
Grumeaux : petites boules qui se forment dans une pâte ou une sauce mal travaillée.
Gourmand : amateur de bonne cuisine, de bons morceaux ; qui mange beaucoup, goinfre.
Goût : sens par lequel on perçoit et on apprécie les saveurs propres aux aliments.
Goûter : percevoir, apprécier par le sens du goût la saveur d'un aliment, d'une boisson. Prendre un peu de quelque chose afin d'en éprouver la saveur. Léger repas, entre le déjeuner et le dîner.

H

Hacher : rendre très menu à l'aide d'un hachoir ou d'un couteau les légumes ou toute autre denrée alimentaire.
Hachoir : ustensile de cuisine servant à hacher les aliments.
Humecter : arroser légèrement de liquide.

I

Inciser : faire de légères entailles à certains aliments avant de les mettre à la friture ou au gril.
Incorporer : ajouter dans une préparation un ingrédient.
Infuser : mettre un aliment dans un liquide bouillant et l'y laisser un certain temps pour l'aromatiser
Infusion : faire macérer des plantes dans l'eau bouillante.
Insipide : qui n'a pas de saveur, qui est fade sans goût.

J

Jus : liquide naturel contenu dans les fruits et légumes et

extrait par pression, décoction. Il peut aussi faire référence à une sauce faite à partir des jus qui s'écoulent naturellement de la viande, de la volaille pendant la cuisson.
Juteux : avec beaucoup de jus.

L

Lever (faire) : laisser une pâte se reposer de manière à la faire gonfler avant la cuisson.
Liaison : ingrédient qui sert à donner de la consistance à une sauce.
Lier (une sauce) : donner de la consistance à une sauce en lui rajoutant de la farine, des œufs, de la fécule de maïs, etc.
Lipides : désigne les aliments riches en graisse. Les lipides sont indispensables à l'alimentation humaine.
Liquéfier : rendre liquide.
Louche : ustensile de cuisine semblable à une cuillère au manche très long.

M

Macaroni : nom générique de toutes les pâtes alimentaires.
Macérer : laisser séjourner, faire tremper des aliments dans un liquide pour les aromatiser.
Maigre : qui a peu de graisse.
Malaxer : travailler une substance pour la rendre molle ou moins dure.
Marara : plat de boyaux et estomacs de mouton ou de bœuf.
Marinade : liquide aromatisé dans lequel on fait macérer un aliment.
Mariner : mettre dans un liquide avec des condiments pour attendrir et augmenter l'arôme.
Méchoui : mets culinaire composé d'un mouton ou d'un agneau entier rôti à la broche sur les braises d'un feu de bois.
Mesurer : déterminer le volume exact d'un liquide, de graines à l'aide des mesures établie.
Mijoter : faire cuire à très petit feu lentement et doucement.
Mortier : récipient à fond hémisphérique taillé en bois dur. Associé au pilon il sert à piler certaines substances alimentaires ou des feuilles médicinales, à broyer ou à mixer les ingrédients de sauce.
Mouiller : ajouter de liquide à un mets pendant la cuisson, de façon à l'empêcher d'attacher au fond de la marmite ou de se dessécher.

N

Napper : couvrir un mets avec une sauce.
Neige : blancs d'œufs battus.

O

Ordinaire : repas sans extra, courant, habituel.
Oseille : abréviation de oseille de Guinée. Plante dont les feuilles et les calices acides sont utilisés en cuisine pour préparer la sauce.

P

Paddy : riz non décortiqué.
Pâte d'arachide : arachides grillées et broyées utilisées en cuisine.
Pâte : mélange de farine et d'eau sans levain.
Peler : enlever la peau d'un tubercule, d'un fruit, d'un légume.
Peser : contrôler le poids exact d'un ingrédient.
Pétrir : action qui a pour but de transformer la farine en pâte en incorporant de l'eau.
Piler : réduire en menus fragments certaines substances alimentaires ou mixer les ingrédients de sauce.
Pilipili : petit piment rouge et fort utilisé pour préparer la sauce.
Pilon : instrument en bois servant à piler.
Pincée : toute petite quantité d'un produit d'assaisonnement prise entre le pouce et l'index.
Pimenter : mettre du piment
Piment : piment rouge et fort.
Plumer : arracher les plumes d'une volaille ou d'un gibier à poil quand il est tué pour le faire cuire.
Pocher : faire cuire à l'eau frémissante.
Poêle : instrument de cuisine en terre cuite, en métal, généralement rond, destiné à frire.
Puits : terme utilisé lorsqu'on fait un trou dans la farine pour y ajouter des ingrédients.
Purée : mets fait de légumes cuits ou crus et écrasés

R

Rafraîchir : plonger dans l'eau froide des aliments après cuisson.
Ragoût : terme désignant toutes les préparations culinaires comportant des morceaux de viande, de poisson, des légumes coupés plus ou moins gros liés avec une sauce.
Relevé : donner plus de goût en ajoutant le sel ou les condiments.
Remuer : tourner lentement avec une cuillère en bois ou une cuillère.
Revenir (faire) : faire cuire dans une matière grasse une viande ou un légume pour le colorer.
Rissoler : faire revenir dans la matière grasse.
Roux : préparation faite avec la farine cuite dans une matière grasse, servant à lier les sauces.

S

Saler : mettre du sel
Saisir : commencer la cuisson dans une matière grasse ou un liquide très chaud.
Sauce : substance plus ou moins liquide obtenue par des aliments cuits ensemble.
Saupoudrer : verser un ingrédient sous forme de poudre.
Sec : privé de son eau.
Semoule : petites graines obtenues par mouture du grain de mil, de maïs puis par tamisage ; utilisée pour la préparation de la boule, du couscous, des méchouis, etc.
Soupe : sauce grasse plus ou moins épaisse composée de viande ou de poisson.
Spatule : genre de cuillère en bois utilisée en cuisine pour remuer la bouillie, la boule ou la sauce dans la marmite.

T

Tamis : instrument au maillage plus ou moins fin servant à bluter la farine ou à passer des matières en grains ou liquide.
Tasse : récipient en tôle émaillée ou en aluminium de taille et forme variable servant à mesurer les grains et la farine.
Tawa : marmite en aluminium
Tendre : facile à mâcher.
Touiller : mélanger.

V

Vérifier l'assaisonnement : goûter.
Vider : retirer les entrailles d'une volaille, d'un poisson afin de le préparer à sa consommation.
Visqueux : qui est gluant, mou, collant ; qui s'écoule lentement.
Vitamine : substance animale ou végétale assurant et réglant les fonctions normales de la nutrition. Il y a deux groupes de vitamines : les solubles dans l'eau (vitamine C, B1, B2) et les solubles dans la graisse (vitamine A, D, E).

Z

Zeste : légère écorce des agrumes (citron, mandarine, orange, etc.), d'un parfum aromatique.
Zester : opération consistant à retirer la partie extérieure colorée qui recouvre la partie blanche des agrumes à l'aide d'un couteau ou en frottant contre le frottoir.

Liste des tableaux

BIBLIOGRAPHIE

Aboubakar, *Organisation des paramètres de production et de conservation de la farine de taro (*colocasia esculenta), thèse de doctorat, Université de Ngaoundéré et Institut national polytechnique de Lorraine, 2009.

H. Agbessi-Dos-Santos et M.Damon, *Manuel de nutrition africaine,* éd. IPD-ACCT-Khartala, 1987.

ANSES, Les protéines (disponible sur le site : https://www.anses.fr/fr/content/les-protéines.

A.O.C. Fiche n°1, Fruits ou légumes ? Fin de débat ! (disponible sur le site : http.//aoc.asso fr/le-jardin/les-fiches-techniques/fiches-techniques/)

Barikmo I. et al, *Table de composition d'aliment du Mali,* Oslo, mai 2004

Bouquet C., Les cahiers d'outre-mer, 1969, p.203-214

Bezons P., Les recherches rizicoles au Tchad, *ORSTOM,* fonds documentaires, n° 22314, code B, 1966

Bezot P., La zone arachidière au Tchad - Étude d'ensemble - Recherche d'un système valable de rotation culturelle, *ORSTOM,* Fonds documentaires n° 22405, code B, 1964.

Brock J. F. et M. Autret, *Le kwashiorkor en Afrique*, 1952, Genève, 80p (disponible sur le site : https//apps.who.in/iris/handle/10665/36890.pdf).

Collectif, Cuisine française, éd. Brodard et Taupin, Paris, 1974, 576 p.

Collectif, 700 recettes de cuisine, éd. opeasi ch-Luzern, 1992, 315 p.

Courty P et Duran P, Le commerce du poisson au Tchad, Mémoires ORSTOM, ORSTOM, Paris, 1968 (disponible sur le site : https://horizon documentation/exl-doc/pleins_texte/pleins_texte_2/mémoires//12372)

Cornu A, Les ressources en protéines au Tchad-Disposition et orientations nouvelles, 1975, 13 p. (disponible sur le site : https.//documentation/exl-doc/pleins_texte/divers14.06/07484)

CILSS, Normes de consommation des principaux produits alimentaires dans les pays de CILSS, juin 2004 (disponible sur le site : https://www.oced.org/dataoced/39/12/41643244)

CILSS, Profil sécurité alimentaire au Tchad, 23 p. (disponible sur le site : https://www.oced.org/fr/pays/Tchad./41643244.pdf)

Croix (La), L'avenir incertain des pêcheurs du lac Tchad (disponible sur le site : www.la.croix.com

CSAO-CILSS, Profil sécurité alimentaire - Tchad (disponible sur le site : ww.foot-security.net)

Djimet et al, *Journal of applied 2019*, Production et commercialisation de la patate douce (*Ipomoea patatas)* Lam dans les environs de Bongor (disponible sur le site : https://dx-doi-org/10.4314/jab.v137i1.6)

FAO, Profils des pêches et de l'agriculture par pays - La République du Tchad, 17 p. Mai 2019 (disponible sur le site : app data/local/temp/fao fisher et aquaculture)

FAO, Base de données statistiques, 2014 (disponible sur le site : https://faost at.fao.org)

FAO, Étude sur les abattoirs d'animaux de boucherie en Afrique centrale (Cameroun-Congo- Gabon-Tchad), 2013 (disponible sur le site : www.fao.org/3/13317f.pdf)

FAO, Fiche sur la production du manioc au Tchad, 2012 (disponible sur le site : www.fao.org/tempbref/Radio/MP3/fiche sur-la-culture-de-manioc.pdf)

FAO, Marché et sécurité alimentaire au Tchad, février 2011 (disponible sur le site : www://fao. org/fileadmen/user_upload/emergencies/docs/Marché_SA_Tchadfev_2011.PDF)

FAO, Profil nutritionnel du pays - République du Tchad, 2009 (disponible sur le site : www.fao.org/3/abc625)

FAO, Évaluation de la contribution de la pêche à l'économie du Tchad, 31p, juin 2006 (disponible sur le site : www.fao.org/F//DOCUMENT/sflp/SFLP_publications/French/contribution_peche_Tchad_jui_06.)

FAO, Évaluation des importations et des aides alimentaires par rapport à l'appui au développement de l'agriculture : évidence par l'étude de cas : République du Tchad, décembre 2004 (disponible sur le site :

FAO, Profils des pêches et de l'aquaculture par pays- La République du Tchad (disponible sur le site : AppData/local/temp/faoficherie et aquaculture-)

FAO, Revue du secteur - République du Tchad, Dr Youssouf Mopaté Logténé, ministère de l'Élevage et des Ressources animales, 71 p (disponible sur le site : https://www.fao.org/3/ak771foo.pdf).

FAO, *Table de composition des aliments à l'usage de l'Afrique,* Rome-Italie, 1970.

FEWS NET, Tchad. Perspective sur la sécurité alimentaire, décembre 2018 à mai 2019 - La consommation alimentaire des ménages se dégrade dans les zones de conflits, disponible sur le site : https://relifweb.int/site religieusement/files/ressources/TD_OL_dec2018.vf.pdf)

FEWS NET, Perspectives sur la sécurité alimentaire- La sécurité alimentaire se dégrade dans la zone sahélienne durant la période de soudure, février 2018 (disponible sur le site : https://fews.net/fr/west-africa/chad/food-security-outlook/february-2018)

INSEED, Profil de pauvreté au Tchad en 2011. Troisième enquête sur la communication et le secteur informel au Tchad-Rapport final, 2014, 143 p (disponible sur le site : file:///c:/User/Mike486/AppData/Local/Temp/ecosit3-rapport-principal_sur_la_pauvreté_tchad_2011_version_publiée-2.pdf).

Laboratoire de recherches vétérinaires et zootechniques de Farcha, *Rapport national sur les ressources zoo-génétiques du Tchad*, avril 2003, 78 p.

Leteuil J., Économie des oléagineux au Tchad-Volume I-La situation actuelle, 142 p : Volume II-Perspective de développement, 94 p, 1976 (disponible sur le site : https://www.documentation.ird.fr/hor/fdi:08406).

Magrin G, *Vivrier marchand et intégration régionale* : *l'essor de la culture de l'arachide au sud du Tchad,* GIRAD-PRASAC, Université de Paris1, 2000, 65 p.

Magrin G, A l'ombre du coton et de la croissance urbaine : l'essor de l'arachide au Tchad méridionale. Actes des journées pastorales. N'Djamena, 28 novembre au 3 décembre 1999.

Maïkoubou D, *Les Ngàmbáyes- Une société de la savane arborée au Tchad,* éd. L'Harmattan, 2015, 250 p.

Maïkoubou D, *La femme ngàmbáye -Tchad- dans la société pré-coloniale,* éd.L'Harmattan, 2006, 179 p.

Mbai-yelmia N. Ndjérassem, Le français au Tchad- *Revue du réseau des observatoires du français contemporain en Afrique n° 20-2005,* 504 p.

Ministère de la Santé publique, Rapport de l'enquête nationale et de la mortalité rétrospective chez les enfants et la population générale, rapport final, 2018, disponible sur le site: https://reliefweli.int/sites/reliefewb.int/files/ressources/Tchad-Rapport-Final-Enquête-SMART-2018, pdf.)

Ministère de l'Économie, de la planification du développement et de la coopération internationale, Inseed- Tchad -Population, 2018 (disponible sur le site : https://www.inseed.td/index.php/thematiques/statistique-demographique/population)

Ministère de la Santé - Direction de la nutrition. Édition et vulgarisation d'une table de composition des aliments couramment consommés au Burkina Faso, juillet 2005 (disponible sur le site : www.burkina.doc.milecole.org/Piecesjointes/PDF/Agricuture_durable/Alimentation/table_composition_nutritionnelle.pdf)

Ministère de la Coopération, *Étude de la commercialisation et des marchés des poissons du lac Tchad,* Nogent-sur-Marne, 1965, 494 p.

Noudjialbaye D, *Note d'information sur l'élevage des ovins et des caprins, direction de l'élevage, N'Djamena* -Tchad.

OMS, Service de rapport technique 916-Régime alimentaire et prévention des maladies chroniques - Rapport d'une consultation OMS/FAO d'experts 2002

OMS, Promouvoir la consommation des fruits et des légumes (disponible sur le site : https://www.who.int/dietphysicalactivity/fruit/fr/# : ~. texte=Le rapport d'une consommation, pour la prévention des maladies.

ORANA, Tables de composition par Toury J et al. (disponible sur le site : https://horizon.documentation-ird.fr/exl-doc/pleins_textes/divers13-04/010057842.pdf)

ORANA, *Aliments africains - Table de composition,* Ndiaye A-M, Dakar, Sénégal, 1993

PAM, République du Tchad - Résultats prévisionnels de la campagne agropastoral 2019/2020 et l'analyse de la situation alimentaire et nutritionnelle, 11 décembre 2019 (disponible sur le site : https://fscluster.org/sites/default/documents/tchad_nov_2019_ch_1.pdf)

PAM, République du Tchad : Analyse globale de la sécurité alimentaire et de la vulnérabilité, 111p, disponible sur le site : https://www.wfp.org/food-security)

Perspective Monde, Production alimentaire, Tchad (disponible sur le site https://perspective.usherbrook.ca).

Rapport, La concertation technique pour la validation prévisionnelle2017/2018 et des bilans céréaliers et alimentaires. Ex-post 2016/2017 et prévisionnels 2017/2018 dans le pays du CILSS et de l'Afrique de l'Ouest, Bamako (Mali)27-29 Nov. 2017 (disponible sur le site : https://fscluster.org/sites/default/files/document/rapport_tchad_nov_17_o.pdf).

Raymond C. et al, *Le Tchad des lacs - Les zones humides sahéliennes au défi du changement global,* IRD éd., Marseille, 2019, 368 p.

Reougal D, *La culture du manioc en zone soudanienne du Tchad, contribution à la sécurité alimentaire et aux revenus des agriculteurs*, Thèse de doctorat, Université de Toulouse II, 2018.

Reynaud S, La cuisine bistrot, éd. France Loisirs, Paris, 2010, 320 p.

SEED systems group, Stratégie pour un développement durable du système semencier au Tchad, disponible sur le site : seedsystemegroup.org/wp.cotent/uploads/2020/11/chad-final.fr.pdf).

Seignobos C, Chronique d'une culture conquérante : le taro- Tchad méridional et Nord Cameroun, *Cahier Sciences Humaines 24 (2)* 1988, p 283-302.

Tchad- Key Message Update, La production céréalière au niveau national légèrement supérieure à la moyenne quinquennale, novembre 2019, disponible sur le site : https://reliefweb.int/report/chad-key-message-update-la-production-c-r-ali-re-ni-veau national-l-g-rement-sup).

Tchad ANIE, pêche (disponible sur le site : https://anie-tchad.com/fr/secteurpêche)

WWF, *Nourrir l'humanité à l'horizon 2050 - Quels impacts de pêcheries marins* sur *la sécurité alimentaire mondiale* ? 2017, 60 p. Traduit de l'allemand par Imré Beaufort.

TABLE DES MATIÈRES

Structures éditoriales du groupe L'Harmattan

L'Harmattan Italie
Via degli Artisti, 15
10124 Torino
harmattan.italia@gmail.com

L'Harmattan Hongrie
Kossuth l. u. 14-16.
1053 Budapest
harmattan@harmattan.hu

L'Harmattan Sénégal
10 VDN en face Mermoz
BP 45034 Dakar-Fann
senharmattan@gmail.com

L'Harmattan Cameroun
TSINGA/FECAFOOT
BP 11486 Yaoundé
inkoukam@gmail.com

L'Harmattan Burkina Faso
Achille Somé – tengnule@hotmail.fr

L'Harmattan Guinée
Almamya, rue KA 028 OKB Agency
BP 3470 Conakry
harmattanguinee@yahoo.fr

L'Harmattan RDC
185, avenue Nyangwe
Commune de Lingwala – Kinshasa
matangilamusadila@yahoo.fr

L'Harmattan Congo
67, boulevard Denis-Sassou-N'Guesso
BP 2874 Brazzaville
harmattan.congo@yahoo.fr

L'Harmattan Mali
ACI 2000 - Immeuble Mgr Jean Marie Cisse
Bureau 10
BP 145 Bamako-Mali
mali@harmattan.fr

L'Harmattan Togo
Djidjole – Lomé
Maison Amela
face EPP BATOME
ddamela@aol.com

L'Harmattan Côte d'Ivoire
Résidence Karl – Cité des Arts
Abidjan-Cocody
03 BP 1588 Abidjan
espace_harmattan.ci@hotmail.fr

Nos librairies en France

Librairie internationale
16, rue des Écoles
75005 Paris
librairie.internationale@harmattan.fr
01 40 46 79 11
www.librairieharmattan.com

Librairie des savoirs
21, rue des Écoles
75005 Paris
librairie.sh@harmattan.fr
01 46 34 13 71
www.librairieharmattansh.com

Librairie Le Lucernaire
53, rue Notre-Dame-des-Champs
75006 Paris
librairie@lucernaire.fr
01 42 22 67 13

www.ingramcontent.com/pod-product-compliance
Lightning Source LLC
LaVergne TN
LVHW010944051026
849532LV00003B/1127
* 9 7 8 2 3 4 3 2 4 8 5 8 5 *